COLLECTION / SANTÉ

——————

témoignages

S'AUTOGUÉRIR...
C'EST POSSIBLE

MARIE LISE LABONTÉ

S'AUTOGUÉRIR...
C'EST POSSIBLE

ÉDITIONS QUÉBEC/AMÉRIQUE

425, rue Saint-Jean-Baptiste, Montréal, Québec H2Y 2Z7 (514) 393-1450

DÉJÀ PARUS DANS LA COLLECTION SANTÉ:

Alternatives

L'Écologie clinique, G. T. Lewith et Julian Kenyon
Les médecines douces au Québec, Monique de Gramont
La médecine naturopathe, Roger N. Turner

Dictionnaires:

Dictionnaire des médicaments de A à Z, Serge Mongeau et
Marie Claude Roy
Dictionnaire pratique des médecines douces, en collaboration
Dictionnaire des remèdes naturels, Mark Bricklin

Guides Pratiques:

Augmentez votre énergie par des moyens naturels, Sharon Faelten
Crampes et malaises menstruels, Marcia Storch et Carrie Carmichael

Idées:

Adieu médecine, bonjour santé, Serge Mongeau
Le pouvoir de se guérir ou de s'autodétruire, Kenneth pelletier
Le matin de la fête triste, Monique de Gramont
La simplicité volontaire, Serge Mongeau

Prévention:

Survivre aux soins médicaux, Serge Mongeau
Vivre en santé, Serge Mongeau
Nos aliments empoisonnés?, Linda R. Pim

A mes parents,

en hommage à leur amour de la vie.

AVANT-PROPOS

Ce livre est la réponse à un désir profond, celui de vous communiquer mon expérience. Ce désir s'est renforci au fur et à mesure de mon cheminement vers la guérison. J'ai fait un choix conscient: ma prise en charge vers la guérison. Du premier jour, j'ai commencé à prendre des notes, à rédiger le "journal de bord de mon cheminement", ce qui m'a permis d'amasser les données pour écrire cet ouvrage. Mais je trouvais parfois les mots si petits, si étroits pour exprimer toutes les nuances de ma démarche. Souvent je me butais à la barrière que les mots édifiaient autour de ma pensée pour traduire l'expérience si riche, si unique que je vivais; par exemple, vous rencontrerez souvent dans le texte l'expression "Je savais que ...", mais comment exprimer autrement le fait que j'étais guidée par une connaissance intuitive pour m'auto-guérir? Même si j'ai souvent eu à marcher dans l'obscurité, cette connaissance des voies à suivre, des outils à utiliser ne pouvaient provenir que de mon être profond.

Aujourd'hui je regarde en arrière, je suis guérie et je me pose les questions "Ai-je vraiment été si malade?", "Est-ce moi qui ai vécu cette expérience d'auto-guérison?", et je n'ai qu'à voir mon genou et ses cicatrices pour comprendre

que: "Oui, je me suis sortie de l'enfer de la maladie."
Alors, je respire profondément et je savoure mon bien-
être. La guérison a fait de moi une nouvelle personne, mon
âme est toujours la même, ma personnalité, elle, s'est
transformée et continue à le faire.

Ce que je souhaite maintenant le plus au monde, c'est que
ce livre soit un guide, une inspiration vers les chemins de
l'auto-guérison; mais il ne donne aucune cure à suivre,
aucun médicament à prendre, car il n'y a pas de recettes
miracle, il n'y a que vous au rendez-vous avec vous-même.

J'aimerais remercier tous les gens qui ont contribué, par
leurs encouragements et leurs conseils, à la rédaction de ce
livre, entre autres Alain, mon âme soeur qui par son calme
et sa persévérance m'a aidé à trouver les mots et à passer à
travers les mois difficiles consacrés à la révision du ma-
nuscrit.

CHAPITRE PREMIER

Les premiers symptômes

Nous avons tous, en nous, des pulsions de vie et des pulsions de mort; nous avons tous, en nous, des forces d'auto-destruction et des forces d'auto-guérison. Cela, pour moi, fait partie de la dynamique de l'être. On sait comment se saboter. Sait-on aussi se faire plaisir? La force d'auto-destruction est à l'inverse de la force de vie. Elle est l'énergie de vie retournée vers l'intérieur, elle est la "pulsion de mort" qui n'amène pas nécessairement à la mort, mais à de petites morts. Elle peut mener à des accidents, des mutilations, des opérations, elle peut entraîner la création de cellules anormales, la prolifération d'ulcères, de kystes. Plutôt que d'être dirigée vers l'extérieur, cette charge d'énergie est dirigée vers l'intérieur, contre soi, et l'expansion de la personne vers l'extérieur diminue; l'individu retient son mouvement spontané, sa respiration, son geste libre se contracte de façon chronique.

Depuis ma tendre enfance, depuis mes souvenirs les plus lointains, je n'ai jamais vécu en harmonie avec mon corps. Déjà, il existait une coupure...Je me souviens d'avoir été toujours craintive devant les obstacles matériels, physiques. Je me souviens d'avoir été penaude, lourde. Mon corps? Je le traînais. Par contre...j'adorais la danse; le rythme était en moi. Je rêvais de danser...un jour. Je suppliais ma mère

de m'offrir des cours de danse. En dehors de ce champ d'intérêt, les sauts, les pas étaient toujours incertains.
Journal
Grèce, juillet 1978

Mon premier souvenir illustrant cette tendance à l'auto-destruction remonte à l'âge de douze ans: on me refusa l'entrée dans un collège classique, jugeant mes connaissances de la langue française insuffisantes pour poursuivre des études classiques. Ce n'est pas si grave que ça quand on regarde la chose objectivement... mais, pour la petite Marie Lise, ce fut un drame. Chacun a sa propre réponse à un stress donné; ma réponse semblait exagérée aux yeux de mes parents et ils n'ont jamais vraiment su ce qui se passait dans ma petite tête. Pour moi, ce n'était que la confirmation de pensées que j'entretenais déjà sur ma personne: "je ne suis pas bonne", "je ne répondais pas aux attentes de mes parents", "je n'étais pas aussi intelligente que mon frère", "je ne valais rien". Alors, envahie par ces pensées et encore sous le choc du refus, j'ai voulu me mutiler, mutiler mes yeux, ce que je considérais le plus beau chez moi. Ou était-ce un refus de voir la réalité en face? Je me souviens que je ne voulais plus voir, ni étudier; je voulais décrocher de cette société. Je m'étais sentie complètement lésée par l'école où on avait évalué mes connaissances en français selon une dictée totalement aberrante portant sur les noms de fleurs. Une année passa à prouver à mes professeurs, à mes parents, à mes frères et soeurs que j'étais bonne en classe. Les meilleures notes. Je me préparais encore à tenter ma chance: à affronter le couvent "classique" de l'époque, Villa Maria. Je fus acceptée sans difficulté: il n'y avait pas de dictée sur les noms de fleurs. On me trouva bien mignonne, bien gentille... j'étais devenue très sage, accrochée aux jupes de ma mère depuis l'incident.

14

Je rentrai au pensionnat (Villa Maria) en septembre pour finalement me rendre compte que la vie y était un cauchemar. Je ne m'attendais évidemment pas à une réalité pareille. Venant de la campagne, venant d'un milieu où tout le monde connaissait la petite Marie Lise, Villa Maria devint rapidement une prison, pareille à un monstre géant contenant dans sa gueule des religieuses, et des élèves divisées en deux clans: les externes et les internes, ou pensionnaires, qui, à leur tour, formaient des cliques. Je n'avais jamais rencontré pareille hiérarchie. Rapidement, je fus envahie par un état émotif qui ne me quitta plus durant des mois: j'étais triste, désespérée et me sentais particulièrement impuissante, J'étais sans défense; enfin, c'est ainsi que je me sentais. J'étais confinée au pensionnat. J'utilisais les seules armes en ma possession pour m'en sortir: tristesse, pleurs, supplications, plutôt que l'agressivité ou la combativité. En décembre, je parvins à m'adapter. De l'extérieur, cela pouvait sembler en être ainsi, mais pour moi, c'était tout simplement de la pure résignation. J'avais accepté mon sort et je survivais en compensant: rêves, cauchemars, chantage émotif, etc... et surtout... MALADIE. Je devins malade. Le premier symptôme fut la myopie: on me donna alors des lunettes. Le deuxième fut de l'inflammation et des douleurs au genou gauche: on me donna de l'aspirine. Le troisième fut des cauchemars à répétition: mes parents déménagèrent à Montréal et je passai dans le clan des externes. De l'enfant sage, je devins l'enfant révoltée – de manière camouflée – et, dix ans plus tard, révoltée ouvertement.

Je rentrais à l'université et c'est alors que firent apparition mes symptômes d'arthrite qui se transformèrent en maladie chronique. Ils réapparurent parce que j'étais confrontée au même stress et que j'y répondais émotivement de la même façon: tristesse, désespoir et impuissance. Évidemment, c'était encore une institution, encore un milieu féminin –je m'étais inscrite à la faculté d'orthophonie – audiologie où les femmes constituaient la majorité des élèves – encore répondre au choix de mes parents, encore être déçue par mes attentes sur l'université, encore me sentir impuissante, confinée, obligée à..., arrêtée dans un mouvement. Je détestais les professeurs ainsi que les cours, que je trouvais ridicules. J'avais l'impression de ne rien apprendre. Tout n'était que pure théorie. Tout était sec, aride. Quel désenchantement!... Je voulais fuir. Comme dix ans auparavant, mon corps bouillait, je ne tenais pas en place sur les bancs durs, je détestais ces intellectuels qui se prenaient pour d'autres et j'avais aussi l'impression d'être dans une grande garderie de petites filles qui séduisaient leurs professeurs, aimaient la perfection et soulignaient leurs notes en rouge, bleu et vert...

J'étais en deuxième année d'université. J'avais vingt-deux ans, j'étais de dix ans plus âgée que lorsque j'étais entrée pensionnaire. J'étais pourtant plus mûre, et encore!... Je voyais que je n'étais pas obligée de rester là. Je pouvais aller étudier la danse comme je le désirais. J'aurais pu trouver des solutions, j'aurais pu partir, car personne n'avait de droit sur ma vie...et pourtant je me sentais prisonnière de ce que l'on doit faire et ne pas faire. "On ne quitte pas ainsi l'université pour la danse, et ton avenir, et ta sécurité, et ton milieu, et tes parents, et tes amis de bonne famille." Je voulais tout lâcher, changer complètement de milieu, aller vers les arts, vers la danse où je sentais que mon corps pourrait enfin s'exprimer. J'étouffais dans mon corps. Ma tête et mon corps bouillaient. Les solutions étaient: soit partir et je m'en sentais incapable; il m'aurait d'ailleurs fallu dire "non" au milieu universitaire auquel on m'avait préparée depuis ma tendre enfance, soit demander de l'aide, ce à quoi je n'ai même pas songé, soit rester là et envisager la réalité différemment, changer mes propres attitudes...mais comment changer lorsqu'on est inconscient? Pour moi, il n'y avait pas de solution; je me sentais prise au piège, donc obligée de rester. Plutôt que de changer mes pensées et mon attitude, j'ai décidé de fuir ma réalité avec les moyens à ma portée. C'était l'époque où le haschich devenait fort populaire et comme beaucoup de mes consoeurs et confrères d'université, j'ai commencé à en faire usage. Une solution, certes, mais de courte durée... Six mois après, au début de ma troisième année universitaire, la maladie s'est réinstallée. Les premiers symptômes furent une grande fatigue; puis vint la douleur au genou, le gauche, toujours le gauche, puis l'enflure du genou, puis...une grosse fièvre, puis l'inflammation de la colonne cervicale qui résulta en torticolis perpétuels et en impossibilité de bouger ma tête, puis le lit, l'usage d'une canne pour marcher...le docteur, le taux de sédimentation très élevé et, enfin, le VERDICT: arthrite rhumatoïde. L'enfer, quoi!

L'enfer dans mon corps, certes. Il ne mentait plus, même si la drogue m'avait apporté l'illusion d'un bien-être. Je m'étais réellement menti à moi-même. L'enfer de mes pensées aussi; non seulement j'étouffais à l'université, j'étouffais avec Louis, l'homme avec qui je vivais; les travaux, les examens m'étouffaient. Je voulais partir, et j'en étais physiquement incapable. J'étais la victime de l'université, de Louis, de mon professeur de bégaiement, de mes cours, de celui-là, de celle-là. Le verdict du docteur me donna une grande bouffée d'air. Une partie de moi était contente, satisfaite; enfin je pouvais dire "non", prendre une pause, un temps d'arrêt. Le docteur était mon ami, il était "de mon côté de la clôture", lui me comprenait, lui me disait: "repos, arrêt..." La maladie me donnait la permission d'être malade, et de m'aimer parce que j'étais malade; de me plaindre parce que j'avais mal; de me venger de Louis en l'obligeant à prendre soin de moi; de me venger de l'université et surtout de certains professeurs; de me sentir différente; de me croire différente, à part des autres qui, eux, étaient en santé; de me trouver intéressante; de me faire remarquer parce que je marchais avec une canne; de m'apitoyer sur moi-même; d'avoir encore plus l'air d'une victime et, cette fois-ci, acceptée par la société dans ce rôle; d'avoir aussi un secret: celui d'être arthritique et, évidemment, d'attirer l'attention de mes amis, parents, oncles, tantes, voisins, voisines, étrangers, étrangères dans la rue. La maladie me donnait aussi la chance de m'entourer de nouveaux amis: le docteur, les infirmières et le physiothérapeute du centre de santé de l'université. Je cessais évidemment de fuir la réalité pour prendre des drogues telles: aspirines, analgésiques, anti-inflamma-toires. Ma vie était devenue amusante, ma maladie m'oc-cupait. Le seul hic était la douleur. J'étais belle, fière, douce, gentille, arthritique et souffrante.

Le "plaisir" d'être malade dura cinq mois; puis je commençai à trouver ça moins drôle; la douleur persistait et tout ce que j'avais gagné (attentions, amour, compassion) perdait son importance. La vie reprenait son cours et mon état de santé se détériorait. Ma visite chez un rhumatologue renommé de Montréal déclencha une prise de conscience importante. Nous étions en avril, et le rendez-vous était fixé depuis janvier. J'attendais depuis quatre mois cet évènement; le rhumatologue devenait mon gourou, celui qui évaluerait ma situation, la prendrait en main, trouverait la solution. Le grand chef. En plus, c'était ma fête, mes vingt-trois ans. J'avais beaucoup de questions à lui poser; en réalité, je m'amusais beaucoup moins. Je commençais à voir que l'université, le prof de bégaiement avec qui j'avais des problèmes, Louis,... rien n'avait réellement changé et, en plus, j'avais mal. Lui, le rhumatologue, aurait peut-être la solution. Le vingt-cinq avril, je suis arrivée dans son bureau, pleine d'espoir, pour mon rendez-vous. Puis, l'une après l'autre, trois autres personnes se présentèrent. Une femme de trente-cinq ans, une autre dans la cinquantaine et

18

la dernière, dans la soixantaine; enfin, c'est ce que je croyais. J'attendis trois heures en compagnie de ces dames qui étaient tout aussi arthritiques que moi. J'eus droit aux plaintes, aux complaintes, aux comparaisons de douleurs et de membres atteints par le MAL, l'arthrite... à la description et à la comparaison des médicaments prescrits, à l'analyse détaillée des effets de le température sur la maladie; j'ai su leur âge et ne leur ai pas dit qu'elles avaient l'air d'en avoir le double. J'ai appris aussi que le MAL était sournois et qu'il pouvait s'attaquer à des êtres jeunes. Encore une fois, je bouillais sur ma chaise et, cette fois-ci, c'était sain. Plus elles s'enlisaient dans leur rôle de victime, plus je décrochais du mien. Plus elles acceptaient leur maladie à vie, plus je voulais m'en sortir. Le grand chef médecin était évidemment leur planche de salut et elles venaient le voir une fois tous les trois mois pour "vérification de routine" sur l'évolution de leur maladie. Et moi, sur ma chaise, je savais trois choses: Primo, je ne verrais pas le grand chef pour qu'il surveille l'évolution de ma maladie. Secundo, je ne voulais pas que cette maladie évolue. Tertio, je ne voulais surtout pas leur ressembler un jour. C'est en révoltée que je suis finalement entrée dans son bureau. Le grand chef était froid, de glace même et je me suis sentie vite impressionnée par cette froideur. Il m'a examinée, puis m'a dit qu'il n'y avait pas grand chose à faire. Sauf continuer à prendre les médicaments et revenir le voir trois mois après avec une autre prise de sang pour voir si la maladie avait évolué. Et là, j'ai su qu'il ne savait pas vraiment quoi faire et qu'il ne pourrait pas m'aider. J'ai cessé de le haïr puis, voyant la photo de trois enfants vietnamiens sur son bureau, je lui ai demandé s'il aimait les vietnamiens. C'était une question stupide, mais j'aurais fait n'importe quoi pour faire fondre cet iceberg. Il s'est mis à rire et me confia qu'il était le père des enfants. J'avais devant moi un père de famille et sa froideur avait diminué. Je l'ai quitté sans rancune, je réalisais que le rhumatologue ne pouvait m'aider avec sa spécialité. En passant par la salle d'attente, j'ai failli dire merci aux trois dames qui attendaient encore leur tour.

Le mal commença à se dissiper. J'étais heureuse, je travaillais comme orthophoniste dans une école de Pointe Saint-Charles avec des enfants de maternelle et de première année. J'adorais mon travail, cela me faisait un bien immense d'être en contact avec des enfants. Ils me faisaient oublier ma maladie. J'avais mis l'arthrite au rancart. C'était quelque chose de secret, qui avait disparu, et Dieu sait quand cela me reprendrait. Je sentais que c'était toujours en moi, mon genou gauche me ramenait constamment à la réalité. Je continuais à chercher quelqu'un qui pourrait m'aider à comprendre pourquoi cela m'était arrivé. Pourquoi moi? Si belle, si fine, si douce!... Ma propre expérience de la douleur me rendait beaucoup plus sensible à la douleur des autres. Je voulais beaucoup aider les enfants que je rencontrais. Je lisais dans leur yeux ce qu'ils ne pouvaient me communiquer par la parole. Souvent, mes séances de thérapie se faisaient dans le parc à côté de l'école, à regarder, à nommer les arbres, les fleurs, les couleurs de la nature, plutôt qu'à travailler dans un bureau sombre avec des animaux de carton et des objets inanimés. Au lieu de faire venir la mère de l'enfant à l'école, j'aimais mieux me déplacer et aller voir l'entourage, le milieu familial et souvent je comprenais beaucoup plus rapidement ce qu'il y avait derrière le problème de langage que si j'avais isolé maman et enfant dans mon bureau.

Le cheminement que je poursuivais dans ma démarche thérapeutique avec les petits bouts de choux, je le faisais aussi moi-même. Je savais bien, dans mon for intérieur, que ma maladie venait de moi, mais cette intuition était loin, enfouie. J'entamais mes études de maîtrise qui

20

m'amenèrent à suivre des stages en aphasie à Villa Medica et à l'Institut de Réadaptation. Parallèlement, le travail avec mes patients continuait à être très valorisant et enrichissant pour moi. Cela m'apportait beaucoup intérieurement. Je voyais dans ces hôpitaux des êtres humains en pire état que moi. Le milieu y était malsain tellement les patients n'étaient entourés que de maladie. Seuls les bureaux de l'orthophoniste, de la psychologue et de l'ergothérapeute étaient gais à l'hôpital. Je me suis rapidement rendu compte qu'on m'avait enseigné beaucoup de techniques mais peu de choses sur l'humain, sur le patient devant moi. J'avais appris beaucoup sur la forme et sur les manifestations de l'aphasie et peu de choses sur le "comment entrer en communication" avec les patients et créer l'atmosphère de travail. Enfin, j'ai vite appris qu'il me fallait "oublier" la technique pour suivre les voies de mon intuition et écouter l'être désarmé et démuni qui était devant moi. La technique est importante mais ce qui importe encore davantage, c'est cette écoute, coeur à coeur.

Louis, un jour, m'annonça que l'on traitait l'arthrite rhumatoïde à l'hôpital du Sacré Coeur, au département de médecine psycho-somatique. Je pris rendez-vous et fus reçue pour une évaluation. Ce jour-là je fus mise en présence de plusieurs psychiatres. Un seul prit la parole pendant que les autres écoutaient. C'était plutôt impressionnant, merci! Et, encore une fois, un peu froid. J'eus tôt fait d'oublier les autres pour me perdre dans les yeux bleus et chaleureux de mon interrogateur. Enfin, je sentais qu'il cherchait ce que je cherchais. Il me posa beaucoup de questions sur ma famille, sur ma place dans la famille, et cela me faisait un bien immense d'en parler. Je parlais, je parlais... cela dura environ deux heures. A la fin, j'étais épuisée, contente, et je sentais que quelque chose montait, montait en moi. On me demanda d'attendre vingt minutes pour qu'ils se prononcent sur leur évaluation. Une énorme douleur émotive m'envahit complètement. Je pleurai. Et en même temps, je sentais et je reconnaissais que je savais tout cela. Je savais pourquoi je souffrais d'arthrite. Je n'aurais pas pu dire "c'est à cause de ceci ou de cela", non, cela ne venait pas de la tête. je savais au plus profond de moi que je détenais la clé du casse-tête. Je prenais aussi conscience que globalement le souvenir que j'avais de mon enfance, c'était de la douleur et beaucoup de tristesse. Je savais intellectuellement que ce n'était pas cela. Mais douleur, tristesse, douleur, tristesse, était ce qui montait après avoir parlé si longuement de mon enfance. Je reconnaissais aussi dans ma bouche le goût particulier qui accompagnait l'état émotif chronique dans lequel j'avais été plongée l'année auparavant. C'était le même goût, la même amertume. J'étais surprise et libérée. Lorsque je suis revenue devant mon interlocuteur aux yeux bleus, je savais déjà que... Qu'est-ce que je savais? Je savais qu'il y avait quelque chose qui ne marchait pas en moi, que le fait de parler de mon enfance avait recréé la même douleur émotive que j'avais vécue, que cette douleur me faisait mal partout, et que je pouvais faire quelque chose pour moi!

CHAPITRE 2

La spirale vers la maladie

L'interrogateur aux yeux bleus devint mon thérapeute. Je suis allée au premier rendez-vous et j'ai trouvé ça très ennuyant: les trois-quarts d'heure pile... je le trouvais froid. Je ne suis pas retournée au deuxième rendez-vous. Il m'appela et je lui dis que je ne voulais pas y retourner, que ce n'était pas ce que je voulais.
- Que veux-tu?
- Je veux un ami.
Il acquiesça, à ma grande surprise. Il voulait tenter l'expérience. Pendant deux ans, nous nous sommes rencontrés dans différents restaurants et casse-croûte de Montréal autour d'un café ou deux. Le psycho-somaticien devint mon ami et il me fut d'une aide précieuse tout au long de mon cheminement. Il me soutint jusqu'au bout dans cette démarche d'autonomie face à ma guérison. Il était toujours le thérapeute-ami derrière la table du restaurant. Mes thérapies prenaient l'allure de mon quotidien, comme je l'avais fait avec les enfants de Pointe Saint-Charles. Cela m'a permis aussi de le démystifier rapidement: je savais combien de sucre il mettait dans son café, qu'il aimait les mets grecs et espagnols, qu'il se curait les dents, qu'il pouvait être fatigué, qu'il était humain, quoi! Il me servit de guide pendant tout ce temps.

La douleur empirait, mon genou avait presque tout le temps l'allure d'un ballon rouge. Je n'arrêtais pas mes activités physiques, au contraire! J'y allais plus fort, frénétiquement, je me battais contre mon genou enflé. Je faisais de la bicyclette, je dansais comme une déchaînée. J'étais dure avec mon corps, jusqu'à tomber, me blesser et continuer l'activité comme si de rien n'était...Je me révoltais contre la douleur, contre le fait qu'il me fallait faire attention; j'avais 24 ans et il fallait que je me traite comme une petite vieille. Non! non! non! Les spécialistes voulaient m'opérer le genou, faire une synovectomie partielle (ablation partielle de la synovie, membrane qui lubrifie le genou). Cette membrane proliférait, générant plus de cellules que normalement. Je sentais qu'un mécanisme était enclenché et je me débattais, et plus je me débattais, plus le MAL empirait, c'était la course... vers quoi? Je n'aurais pas pu le dire. Ma thèse dc maîtrise se terminait et la vie universitaire aussi. Mon groupe d'amis se morcelait, chacun allant de son côté. Les spécialistes voulaient m'opérer et je voulais fuir et j'ai finalement fui. J'ai fui vers la Grèce pour un mois, puis vers Baie Saint-Paul pour six mois. J'ai fui l'opération qui m'attendait, j'ai fui mon spécialiste, j'ai fui l'hôpital, Montréal, les relations embrouillées, difficiles, mon milieu familial et universitaire, mon directeur de thèse et ses statistiques, et ma thèse.Tout était terminé. J'étais reçue orthophoniste-audiologiste, oui... mais à quel prix? Et on voulait me mettre dans un lit d'hôpital? Non merci! J'ai fui ma maladie, je l'ai laissée à l'aéroport de Mirabel avant de m'envoler dans l'espoir que la Grèce, et plus tard la campagne de Baie Saint-Paul, me guériraient. Je recherchais la solution miracle et je ne l'ai pas trouvée. Ma situation ne fit qu'empirer, je souffrais en silence, je m'isolais des gens. Je déménageai à Baie Saint-Paul. J'y travaillais à l'hôpital en orthophonie. Bientôt, tout en conservant mon travail je trouvai ma maison à la campagne, encore plus loin dans le grenier d'une habitation tout au bout d'un rang, où aucune auto ne pouvait se rendre, ni personne, sauf à pied... Je vivais, tel un animal blessé, dans une tanière, mon corps souffrait, mon coeur souffrait. Je me sentais seule au monde, et je m'étais arrangée pour être seule au monde. Seule devant la réalité physique du mal physique, émotif et mental que j'éprouvais. Mes liens affectifs en souffraient: beaucoup de mes relations amoureuses avortaient, beaucoup d'amitiés suivaient le même cours. Je me sentais incomprise et je ne comprenais pas les autres. Seule ma relation avec les enfants que je traitais en orthophonie m'apportait beaucoup de joie. Je communiquais avec eux comme un enfant avec un autre enfant. C'est ce que j'étais: une enfant qui ne comprenait plus les adultes. Un jour, j'ai finalement pris rendez-vous avec le plus grand spécialiste du genou au Québec, un chirurgien. Lorsqu'il vit l'état de mon genou et le résultat des radiographies, il put difficilement croire que j'avais attendu jusque-là.

– Qu'est-ce que vous voulez dire par là?

–Ta synovie a tellement proliféré que les cellules ont commencé à attaquer l'os et à le gruger.

Je ne lui ai pas dit que c'était exactement ce que je sentais dans mon genou. Je sentais en effet depuis quelque temps que mon genou était grugé de l'intérieur, quelque chose le rongeait. Il m'apprit que ce quelque chose était des cellules anormales et que la membrane qui devait lubrifier le genou ne le lubrifiait plus mais le détruisait... Destruction, DESTRUCTION. J'avais des frissons. Puis il m'avertit que l'opération serait facile mais qu'elle laisserait des séquelles, par exemple: impossibilité de faire du ski, de m'asseoir sur les talons, le genou ne plierait jamais tout à fait normalement, etc. Moi, je m'en moquais de ce qui arriverait; ce que je voulais c'était de ne plus avoir mal et être capable de fonctionner comme tout le monde. Le chirurgien était tellement occupé que je dus attendre deux mois avant d'être opérée. Deux mois où je me laissai aller à la douleur, à la maladie et à la mort. Je savais que je serais prise en charge au mois de mars. Donc, j'ai cessé de me battre. Je travaillais puis je m'étendais, j'étais sans énergie, j'avais cessé de penser. Tout était arrêté, figé par l'attente; les cellules anormales faisaient leur travail de destruction. Ma pulsion de mort joua à plein: trois accidents de voiture en deux mois, trois accidents où j'aurais pu y laisser ma peau, eh non... seule mon auto y laissa sa carrosserie. J'avais comme seul compagnon mon chien Merlin Pinpin, mélange d'afghan et de St-Bernard. Nous faisions des promenades ensemble, mon chien, ma canne de bois et moi. Puis un jour, dans ce coin perdu, enseveli dans la neige, je vis arriver mon prince charmant, les cheveux blonds, les yeux bleus, un professionnel qui habitait Québec et vivait seul dans une grande maison. J'en suis tombée follement amoureuse et c'était réciproque. Il était mon sauveur affectif: avec lui je me suis réveillée tranquillement de ma torpeur, mon coeur se remit à aimer, la douleur était tout d'un coup supportable.

Au mois de mars, je fis mes adieux à la campagne pour emménager chez Emile et me préparer à l'opération. C'est là que j'ai commencé à prendre conscience, petit à petit, de mon jeu. Je voyais le plaisir que je prenais à retirer mon assurance-salaire, à ne plus travailler, à être prise en charge par la société. Je constatais également les avantages que j'avais à être malade, à être prise en charge par Emile. Je réalisais que j'avais déjà très souvent pensé à "être à l'hôpital, me faire opérer, avoir des complications, être mourante, être souffrante en présence de mes amis, de mes parents." Je découvrais enfin comment la maladie me rendait importante. J'étais heureuse, j'allais me faire opérer. Puis, après, je serais guérie. J'étais à peine consciente de toutes ces réflexions sur mon état, et des images qui se déroulaient dans ma tête. Je savais ce que je pouvais retirer et ce que je voulais de cette opération, de cette évolution de ma maladie: j'avais une connaissance intuitive de mon état et de ma situation et, consciemment, je ne faisais rien pour changer ni l'un, ni l'autre.

Je me suis présentée pour l'opération au jour fixé. Je ne

savais pas que j'allais vivre dans les jours qui suivirent le plus grand cauchemar de mon existence et que toutes les pensées que j'avais eues à propos de l'opération se matérialiseraient. J'étais ignorante de ce qu'est un hôpital, je ne savais pas que je dépendrais de l'habileté du chirurgien et de celle de l'anesthésiste et des bons soins des infirmières et des infirmiers. Je ne savais pas que j'allais littéralement devenir mon genou pour les trois mois à venir, et que j'allais vraiment découvrir ce qu'est la douleur physique. La veille de mon opération, comme je revenais de la radiologie où on avait joué avec une grande aiguille dans mon genou, j'eus la visite de mes parents. Je voyais dans leurs yeux leur chagrin de me voir souffrir et aussi leur cul-pabilité, et je sentais dans mon coeur du ressentiment. Je pensais: "Voyez comme je souffre, moi, votre fille, voyez." Marie Lise la pauvre victime vivait une revanche, mais de quoi? Je n'aurais pas pu répondre.

Mon opération devait être pratiquée en deux phases: la première on m'opérait et la deuxième on m'implantait, dès mon réveil, une péridurale continue (anesthésie locale du bas du corps créée par l'implantation d'une aiguille dans le canal rachidien) pour me permettre de bouger mon genou deux heures après l'opération. Etant donné que je n'avais plus de membrane qui lubrifiait l'articulation, il fallait faire bouger le genou pour éviter la formation d'adhérences. Il faudrait injecter le liquide anesthésiant toutes les quatre heures et ce, pendant six jours. Alors je suis partie pour le bloc opératoire prête à affronter l'inconnu.

L'opération fut en partie un échec. Le chirurgien réussit son coup, par contre, l'anesthésiste rata le sien... Je re-deviens consciente pour m'apercevoir que je souffrais terriblement. Oh horreur! L'anesthésiste vint me voir pour m'injecter le liquide et me rassurer.
–Tu n'en auras pas pour longtemps, tu vas voir, la douleur va partir, on te gèle le bas du corps.
Pourtant la douleur persistait; l'anesthésiste revint et voyant mon visage crispé, il comprit que quelque chose

n'allait pas. "Est-ce que tu sens quelque chose?" Je sentais tout, plus que tout. J'essayai de lui répondre, je me rendis compte que ma lèvre inférieure était paralysée, j'avais la bouche croche. En un éclair je compris qu'au lieu de me geler les jambes, c'est la lèvre inférieure qui avait été gelée et la douleur ne fit qu'empirer. On ôta l'aiguille qui avait été implantée dans mon canal rachidien et on m'emmena à la chambre. Je croyais vraiment que mon coeur ne supporterait pas la douleur que je ressentais. J'avais l'impression qu'il éclaterait. C'était la consternation autour de moi, les infirmières faisaient leur possible: première dose de démérol puis changement de verdict: double dose de démérol toutes les quatre heures. Je fus droguée pendant cinq jours. Plus les jours passaient, plus je constatais que l'opération avait été un échec. Le cinquième jour, une physiothérapeute commença à faire plier ma jambe. Je sentais que l'intérieur de mon genou était rempli de bandes rigides qui l'empêchaient de fonctionner. Je rageais. Ma lèvre inférieure retrouvait son état normal et mon genou ne voulait pas plier à plus de quarante-cinq degrés. C'en était ridicule. J'essayais; la physiothérapeute aussi essayait et l'intérieur du genou résistait. Mon chirurgien ne parlait pas beaucoup et me donna congé en me souhaitant bonne chance en physiothérapie. Savait-il que ces traitements quotidiens seraient de la torture?

Nous étions toute une équipe qui essayait de faire plier le genou de Marie Lise. Le genou ne voulait pas plier, point. La physiothérapeute devenait de plus en plus en colère, pas contre moi, mais contre le médecin qui insistait pour que je continue les traitements. Quant à moi, la douleur que je vivais tous les matins me rendait faible, sans énergie et on me faisait avaler une grande quantité d'analgésiques. Je passais mes journées à récupérer des traitements inhumains que je recevais le matin. Tout était cauchemar. Il est facile de deviner les pensées qui m'habitaient. La rencontre avec mon corps, le matin, était tellement pénible que le restant de la journée, je ne voulais pas le sentir. Je ne voulais plus

30

habiter ce corps où il était si douloureux d'être. J'étais hantée par des images de maladie. Mon imagination allait bon train, je me voyais vivre aux dépens de la société pour le restant de ma vie. Je me voyais exister sans mon corps. C'était la seule solution. Mon corps était pour moi une prison douloureuse et je réussissais à m'en évader grâce à mon imagination. J'étais maigre, pâle, diaphane. Je ne m'habillais que de noir. Lorsque je réussissais à m'évader de ma prison corporelle, j'atteignais une certaine extase, les analgésiques aidant. Cela dura un mois, puis un jour ma physiothérapeute se fâcha littéralement contre le chirurgien devant moi et exigea au téléphone qu'il me voie. Cette réaction saine entraîna chez moi une réaction similaire et le médecin décida de nous rencontrer. Je commençais à prendre conscience que j'étais un cas problème pour lui et que cela l'irritait plus qu'autre chose. Il ne voulait pas croire que mon genou était plein d'adhérences et je réalisais aussi que je dépendais de lui totalement. Il consentit, après plusieurs semaines et toutes sortes d'excuses, à pratiquer l'opération qui s'avéra un échec. J'avais été anesthésiée localement par épidurale, aussi le vis-je sortir de la salle d'opération en criant à son assistant que ce genou était rempli d'adhérences et qu'il fallait recommencer l'opération. J'avais envie de lui crier:

– **C'EST CE QU'ON ESSAIE DE TE DIRE DEPUIS TROIS SEMAINES.**

Si j'avais pu, je l'aurais tué. Heureusement pour lui, j'étais étendue sur la table, toujours incapable de marcher. Finalement, je me rendis à son bureau pour l'engueuler dans un face à face flamboyant et il se décida à me fixer une date pour la troisième opération, le 17 mai, deux mois jour pour jour après la première intervention. A voir ses yeux, je suis certaine qu'il me prenait pour une hystérique. Il ne pouvait comprendre que je dépendais de lui pour fonctionner et que je n'en pouvais plus de vivre dans une prison. Quant à moi, j'en avais marre de la Marie Lise qui, à la frontière de la conscience, voulait avoir des complications d'opération, qui aimait être prise en charge par la société, qui aimait jouer à la victime. J'en avais marre de la victime en moi. Totalement. La troisième opération fut une réussite totale. Le genou, finalement, plia, l'épidurale fonctionna. J'étais enfin guérie et mes problèmes étaient terminés, on m'avait extirpé non seulement l'arthrite mais aussi les adhérences. Enfin, c'est ce que je pensais...

Après un mois de convalescence, je retournai travailler en orthophonie dans un hôpital de Québec. Je croyais que le cauchemar était terminé, j'étais très contente de travailler. Ma clientèle se composait de gens qui bégayaient et d'aphasiques (suite à un accident cérébrovasculaire ou A.C.V.). Je faisais de la bicyclette fixe tous les jours en physiothérapie pour entretenir la flexibilité de mon genou. Je marchais tous les jours pour aller travailler. Tout allait bien, je recouvrais la santé. J'allais aussi me baigner trois fois par semaine. Je m'occupais de moi. Je m'impliquais entièrement dans mon travail. L'expérience de la maladie m'aidait encore plus à comprendre mes patients qui avaient eu un A.C.V. Leur prison était cent fois pire que la mienne car elle touchait la communication.

Moi aussi j'avais des problèmes de communication. Ma relation avec mon prince charmant était bloquée, se détériorait. Il m'avait connue malade, dépendante, ayant besoin d'être prise en charge, ayant besoin d'un père et j'avais changé. Je me sentais vivante, autonome et je tombais dans l'excès car j'étais allée si loin dans la maladie. Je défonçais les limites de l'indépendance. Il fallait nous ajuster et nous n'y arrivions pas. Lui préférait l'ancienne Marie Lise tandis que j'affichais la nouvelle. Un fossé se creusa entre nous; puis vint la séparation. J'étais troublée émotivement, je me sentais encore et toujours incomprise et je ne saisissais pas ce qui se passait. J'avais un besoin énorme d'être seule, de me retrouver. J'avais tellement l'impression de m'être battue pendant quelques mois que je voulais me reposer. Je n'avais vécu que pour survivre pendant presque une année. Seuls mon genou, ma douleur, ma maladie, mon opération, mes complications avaient compté et maintenant que tout était terminé, je ne savais plus comment vivre. Je ne savais plus qui j'étais. J'avais besoin de soutien et je téléphonais régulièrement à mon ami le psycho-somaticien.

J'engraissais, et pourtant je n'avais aucune raison d'engraisser, c'est-à-dire, je mangeais comme avant. Mon visage devenait bouffi. J'enflais, je ne comprenais pas ce qui se passait. Puis un matin je me suis mise à avoir mal à la hanche gauche, du même côté que le genou. Je marchais et j'évitais de mettre du poids de ce côté car la hanche faisait mal. Je suis vite retournée voir mon chirurgien, qui me fit passer une radiographie, et m'apprit que je faisais de l'inflammation à la tête du fémur. Il me parla d'une opération de la hanche qu'il avait essayée sur plusieurs patients: c'était une réussite. Il me donna des anti-inflammatoires à forte dose; de plus, les résultats de l'analyse du sang montraient un taux de sédimentation très élevé. Je faisais de l'inflammation dans tout mon organisme. J'avais déjà entendu ces mots. Je reconnaissais l'aiguille qu'on voulait planter en moi, les médicaments, etc.,etc., encore les symptômes de l'arthrite. Je m'étais crue guérie. Je croyais qu'il avait extirpé l'arthrite de mon genou et maintenant, c'était la hanche; et après quoi?... NON! Je ne voulais pas y croire. Je me sentais totalement impuissante. J'étais perdue, mon corps me faisait mal, non seulement en marchant, mais tout le temps. La maladie était donc encore en moi, rien n'avait été enlevé et, en plus, je sentais l'effet nocif des anti-inflammatoires. Encore une fois la médication ne semblait pas m'aider. L'idée de reprendre tant de pilules et de voir le mal évoluer me faisait paniquer. Je retournai voir mon chirurgien pour lui demander de l'aide et il me dit finalement que je souffrais peut-être de l'arthrite mais aussi que j'étais tendue comme une corde de violon. Moi, tendue? Ses paroles résonnèrent en moi. Est-ce que j'étais vraiment tendue? Je ne pouvais pas savoir car je ne me sentais pas. Je ne l'ai plus revu car je ne voulais plus qu'il me touche. Je préférais ma tête de fémur abîmée à une hanche artificielle.

Je vivais seule, hantée par des idées de mort et de maladie; la douleur était intolérable. Je prenais assidûment mes médicaments. Je cherchais quelqu'un qui pourrait m'aider. Un ami me parla du livre Le corps a ses raisons (1) en me disant: "Je crois que ça serait bon pour toi." Le lendemain, je lisais ce livre avec avidité. La journée même je l'avais terminé et j'aimais la solution de Thérèse Bertherat. Par contre je n'étais pas prête à suivre quoi que ce soit de ce qu'elle proposait. J'ai acheté les balles de tennis, outils indispensables aux exercices décrits, j'ai mis le livre au chevet de mon lit et j'ai attendu deux mois avant de le rouvrir.

Le mois de décembre 1977 fut la dernière étape de ma descente vers la maladie. Je me sentais vieille, vieille en dedans et vieille à l'extérieur car j'étais aigrie par la douleur. Je sentais qu'une distance commençait à se creuser entre moi et mes meilleurs amis, qui m'avaient soutenue pendant longtemps. Je n'avais rien à dire à personne sinon que j'avais peur, que j'avais mal. J'étais irritable, sar-castique, froide, dure. Je ne pouvais plus rien faire, je marchais très peu. J'avais vingt-cinq ans et je ne pouvais plus ni danser, ni faire l'amour. Je sentais que mon corps se détériorait. Pour la première fois je sentais que je mourrais très jeune si je continuais ainsi. Je dormais peu parce que j'avais tout le temps mal. Je ne pouvais plus m'endurer, encore moins endurer mes patients. J'étais beaucoup moins efficace au travail et, quelquefois, je ne pouvais même pas m'y rendre, tellement j'étais faible.

Au mois de janvier, je rendis visite à mon ami psycho-somaticien à Montréal. Il m'aida à espérer de nouveau. Lors de mon retour en autobus à Québec, je fus fascinée par le calme et la paix intérieure qui émanaient d'un homme assis à côté de moi. Spontanément, comme je le fais souvent, je lui demandai ce qu'il faisait pour dégager tant de paix. Il était évidemment surpris. Il me répondit:
– Je travaille mon corps, tous les jours, pendant vingt-cinq minutes, une demi-heure. Le matin, je fais des mouvements pour libérer les muscles de mon visage et de mes lèvres car je suis flûtiste. Ceci me permet de mieux jouer de mon instrument. La méthode s'appelle l'eutonie de Gerda Alexander.

Je lui ai demandé s'il faisait ça vraiment tous les matins et il me répondit par l'affirmative. Ainsi se termina notre conversation. Dans ma petite tête, je réfléchissais très fort. S'il réussit à faire ça tous les jours et s'il n'est même pas malade, pourquoi moi, qui souffre tant, ne pourrais-je pas en faire autant? Je rentrai dans mon grenier. Je pris le livre de Thérèse Bertherat et mes balles. Je l'ouvris à la section traitant des mouvements pour les hanches et je me mis à faire le mouvement. C'est étrange comment des inconnus peuvent avoir prise, le temps d'un mot, sur le changement de cap d'une vie! La balle sous ma fesse gauche, le côté le plus douloureux, je fis le mouvement pendant dix minutes et déjà, en faisant le mouvement, je ressentais du bien-être. Il m'était plus facile de respirer, mes pensées lourdes s'évanouissaient et un sourire montait de l'intérieur. J'arrêtai le mouvement, mon côté travaillé était tellement plus ouvert. Je me suis levée et j'ai marché et, à ma grande surprise, je n'avais plus mal, je pouvais mettre tout mon poids du côté gauche et je n'avais plus de douleur. Où était-elle? Je travaillai le côté droit, je marchai encore pour vérifier si les sensations agréables étaient toujours présentes et, une fois de plus, je n'avais plus mal. Je me dirigeai aussitôt vers l'armoire à pharmacie et je jetai toutes les "pilules", analgésiques et anti-inflammatoires, à la poubelle. Je n'en ai plus jamais repris. J'avais trouvé une solution à la douleur; une autre anti... mais, cette fois, anti-gymnastique.

CHAPITRE 3

Les premiers pas vers la guérison

Ma vie était réglée autour des moments que je consacrais à faire les mouvements et à me détendre. A ma grande surprise, c'était facile, parce qu'indispensable à mon bien-être. Je me levais le matin endolorie, j'avais de la difficulté à marcher tellement j'étais raide. La première chose que je faisais, était de mettre une balle sous la plante du pied gauche et de rouler la balle partout sous mon pied. Je prenais mon temps, je respirais bien. Je massais soigneusement le dessous de mon pied gauche et ensuite le droit. Ah! Quels délices! Je sentais l'énergie se mettre à circuler dans tout mon corps jusqu'à ma tête. Je me sentais m'éveiller à la vie. Même mes yeux s'ouvraient plus grands après le mouvement. Il m'était beaucoup plus facile de marcher. Je faisais par la suite ma routine du matin et, avant de partir travailler, je m'étendais au sol, je respirais et faisais un mouvement ou deux, pendant dix à quinze minutes au plus, puis je partais au travail sans avoir mal, emplie d'une nouvelle vitalité. J'avais le sourire aux lèvres. Même mes patients observaient le changement chez leur thérapeute. La douleur revenait vers les 11h15-11h30; je trouvais un coin dans mon bureau, j'étendais deux ou trois serviettes au sol. J'avais emporté mes balles et je faisais encore un ou deux mouvements, puis je me laissais aller à la détente et je respirais, pendant encore dix à quinze minutes. L'après-midi je n'avais pas mal – ou presque – et, de retour chez moi, je refaisais des mouvements pendant encore quinze à vingt minutes, tous les jours de la semaine. J'avais trouvé l'analgésique qui me convenait et, ce qui est encore plus important, une façon de faire circuler l'énergie en moi, d'aider l'élimination des toxines et la constipation provoquée par tous les médicaments et la maladie.

Peu à peu, je recommençais à marcher; je faisais un demi-kilomètre sans me fatiguer. Je me sentais redevenir normale et c'était extraordinaire. Mon corps retrouvait tranquillement son harmonie. J'apprenais à lui faire confiance. Je sentais qu'il me trahirait de moins en moins. J'avais moins de douleur et j'avais un certain contrôle sur elle. Je n'avais plus besoin de protéger ma hanche ou mon genou. Cette transformation physique se répercutait sur mon mental. J'étais plus souriante car j'avais moins mal. Je retrouvais le goût de vivre, d'avoir du plaisir; je redécouvrais les petites joies qui font un quotidien. J'avais le goût de rencontrer des gens et de m'ouvrir à eux. Je retrouvais le goût d'aimer et d'être aimée. Je commençais à voir la réalité d'une façon différente.

Étant donné que je faisais quotidiennement l'expérience de l'influence du travail corporel sur le psychisme, j'entrevoyais comment le corps peut refléter les états intérieurs de quelqu'un. C'était avec plus de conscience que je regardais mes clients. J'observais comment le corps de mes petits bouts-de-chou qui bégayaient était tendu: le cou raide, les épaules presque à la hauteur des oreilles, leur expression faciale figée; à cinq ans, ils commençaient leur vie, raides et tendus. Je voyais comment leur corps exprimait une attitude de peur, d'attente et d'insécurité et que cette insécurité se traduisait non seulement dans le fait qu'ils évitaient le regard et qu'ils bégayaient, mais aussi dans la raideur de leurs épaules et dans leurs jambes, dans leur façon de marcher. Jamais je n'avais regardé le corps de mes patients et maintenant que je travaillais le mien, je commençais à lire le leur. En orthophonie, on ne m'avait pas enseigné à voir le corps en entier. On m'avait parlé du cou, de la tête et des oreilles. On m'avait enseigné à observer les gestes, les expressions faciales, le regard, les tics de la personne qui bégaie. Jamais on ne m'avait appris à observer leur façon de marcher, leur maintien, leur mouvement du bassin, comment était leur cage thoracique, la position de leur tête, de leur cou et de leurs épaules; c'est tout cela que je découvrais. Je me mis à montrer des mouvements à une fillette de onze ans qui bégayait. Je travaillais mon corps avec elle, ce qui nous rapprocha beaucoup; j'observais que le fait de travailler son corps lui permettait de s'exprimer de façon plus assurée et avec plus de confiance et ce, dans son milieu familial et scolaire. Je commençais à avoir des preuves que le travail corporel pouvait changer indirectement certaines attitudes de l'individu face à lui-même et à son environnement. Je l'avais vérifié chez ma patiente et je le vérifiais tout le temps chez moi. Je me sentais ouvrir comme une fleur. Les gens qui m'entouraient percevaient aussi une différence, leurs remarques concernaient surtout mon visage: "Il me semble que tu as les yeux plus pétillants... tu souris plus... ton visage est plus ouvert." J'étais consciente que mes échanges avec mes amis n'étaient pas les mêmes. Comment? Je ne prenais pas le temps de l'analyser. Chose certaine, j'avais moins peur, j'étais plus confiante, j'oserais même dire qu'il m'était plus facile d'ÊTRE.

Plus je travaillais mon corps, plus je sentais ce qui était agréable et quelque fois désagréable... Je m'explique: autant je pouvais prendre conscience de l'énergie qui circulait en moi pendant et après les mouvements et sentir que mon corps se désintoxiquait, autant je sentais le processus inverse, c'est-à-dire que l'arthrite était encore en moi; je savais que je pouvais me réveiller un matin sur deux le visage bouffi. Je parvenais à percevoir le débalancement hormonal et l'intoxication qui m'habitait. Moi qui n'avais jamais été satisfaite de mon corps, qui avais essayé de maigrir en ne mangeant que très peu ou en suivant une diète, qui n'avait jamais accepté mon corps tel qu'il était, je commençais à le prendre tel quel. Je me moquais, finalement, qu'il ne fut pas le corps rêvé ou conforme à la norme. Je sentais intérieurement que j'avais à l'aimer tel qu'il était pour lui permettre de se transformer. Je sentais que ce changement viendrait de l'intérieur pour se manifester extérieurement. Je savais aussi, intuitivement, qu'il ne servait à rien de juger mon corps, de le bafouer comme je l'avais fait antérieurement. Il me fallait le laisser être, le laisser exister et se manifester pour qu'il puisse vivre cette transformation que je sentais prendre place. Je savais aussi que mon corps ne pourrait pas changer si je l'emprisonnais dans un carcan soit physique tels les vêtements serrés, la diète stricte ou soit mental tels les pensées négatives, les jugements. J'avais à le laisser être. La vie qui s'y installait m'aidait à prendre conscience de l'état quotidien de mon esprit. Si je devenais tendue mentalement, c'est-à-dire contrariée, frustrée, je sentais que mon corps réagissait aussitôt: où je n'avais précédemment plus mal, une petite douleur se manifestait. J'avais une réaction immédiate ou presque, le signal était rapide et j'y répondais en essayant de laisser aller cet état intérieur.

Je prenais donc conscience de la relation entre mon corps, mes états émotifs et mon psychisme. Sur cet élan, je me préparai à aller rendre visite à Thérèse Bertherat, à Paris. Je ne savais pas où elle habitait, où elle travaillait, je ne savais rien d'elle, et rien ne m'aurait empêchée de la retrouver. J'avais le goût de prendre des vacances et aussi de mettre de mon côté toutes les chances possibles de guérison. J'avais l'illusion que je serais vite guérie (ce que j'observe encore chez mes clients lorsqu'ils viennent me voir pour la première fois). Je croyais qu'après deux à trois mois chez Thérèse Bertherat, tout serait terminé, que le ciel passerait du gris au bleu à jamais.

Je me suis finalement présentée chez elle sur rendez-vous. Je l'ai trouvée sympathique, attachante même. Je sentais que son regard m'englobait totalement. J'ai su qu'elle s'était aperçue du motif de ma venue. Dans son bureau, j'ai débité mon histoire et son regard continuait à me pénétrer. Je ne me sentais pas gênée par ce regard, car il était rempli d'amour, de compassion et surtout de compréhension. Pour la première fois depuis le début de ma maladie, je me retrouvais devant quelqu'un qui semblait comprendre autant mon état physique que psychique. Chose certaine, elle me lisait comme un livre. J'avais cette impression et j'étais bien, en confiance avec elle. Elle passa une remarque sur l'asymétrie de mon visage et j'ai failli lui répondre que j'avais été beaucoup plus belle avant. Mais je me suis tue. Elle se dit flattée de ma visite et nous étions toutes les deux contentes. Thérèse me proposa de commencer à travailler immédiatement. Nous savions qu'il y avait beaucoup de travail à faire.

– Vous pouvez commencer maintenant, je donne une classe dans quelques minutes.

– Je n'ai pas de collant.

Quelle raison! La vérité était que je ne me sentais pas prête, j'avais subitement peur, j'ai alors choisi de commencer le lendemain. Je suivais deux à trois cours par semaine. Je continuais quotidiennement à répéter les mouvements travaillés en classe avec Thérèse. Je tenais aussi un journal où j'écrivais quotidiennement ce qui se passait intérieurement. Il va sans dire que le travail était intense et c'est ce que je voulais. J'avais l'impression d'aller de plus en plus en profondeur dans mon corps, d'enlever des couches de tension, des couches de "fermeture", de découvrir un monde "d'ouverture", "d'espace", que la douleur m'avait empêchée jusqu'alors de rencontrer. J'avais l'impression qu'il existait dans mon corps une profondeur qui m'était totalement inconnue. On aurait dit que la douleur m'avait maintenue en surface et qu'elle avait bâti une cuirasse impénétrable en certains endroits de mon corps. La plus grande douleur, je l'ai vécue dans ma hanche. Mon corps y avait créé une armure. Et ce n'est qu'en présence de Thérèse que je me suis permis de franchir cette barrière. Ma hanche était prise dans un bloc, peu importe ce que je pouvais faire, par exemple marcher, m'asseoir, monter des escaliers. Les mouvements d'anti-gymnastique m'aidaient à cerner les handicaps de ma hanche et m'aidaient aussi à en avoir une image de plus en plus définie. Chaque fois que je touchais un tant soit peu à la surface de la cuirasse, j'éprouvais une douleur qui pouvait me faire pousser un cri en pleine classe. J'avais peur de cette douleur, mon corps s'en souvenait et je craignais toujours de la revivre. Donc, dans la vie de tous les jours, j'avais inventé différentes façons d'éviter cette douleur en marchant, en m'assoyant, en montant ou en descendant des escaliers. Je faisais la plupart de ces mouvements de compensation machinalement et certains de façon consciente. Je savais cette douleur ensevelie depuis très longtemps et j'avais très peur d'y faire face.

Pourquoi me suis-je sentie si vulnérable? J'ai pleuré parce que j'ai réalisé que je n'habitais pas ce corps et que s'il s'y trouve des régions si douloureuses, c'est parce que je ne leur permets pas de vivre. J'ai peur de la douleur parce que j'ai trop souffert! (..) Il est difficile pour moi de l'admettre, et voilà: j'étais confrontée à cette réalité. J'avais le goût de pleurer dans un coin comme une petite fille, mais une voix me disait: "ton corps, Marie Lise, fais-le vivre, occupe-toi de toi! "(...) Il faut que je travaille et que je vive les mouvements, que je les mémorise dans mon corps en premier, et dans ma tête ensuite. C'est ainsi que je vais pouvoir les communiquer. (...) Tout est relié. Thérèse m'avait parlé de mes yeux et de mon visage asymétriques. Par après, mes yeux étaient plus clairs..."Alors, ça va mieux?", dit-elle.
Paris, 24 avril 1978

Un jour, chez Thérèse, j'ai dû faire face à ma douleur. Durant cette séance, nous nous étions particulièrement attardées aux hanches et je m'étais encore une fois butée à la douleur. Je pleurais en silence, j'étais découragée, je sentais que je ne pouvais pas aller plus loin. J'étais fermée, les gens devenaient hostiles autour de moi ou, du moins, c'est ainsi que je les voyais. Thérèse me jetait des regards empathiques et je les refusais. Je les haïssais, ces gens qui pouvaient ouvrir leur hanche sans difficulté ou presque. Je haïssais Thérèse qui continuait à faire faire le mouvement.

J'étais "écoeurée" de tout, de tout ce travail. Je voulais en finir, je voulais fuir. J'ai terminé la classe car je n'osais pas me lever et partir. Après le cours, je me suis approchée de Thérèse pour lui dire combien j'étais découragée, combien douloureux ce travail avait été pour moi et je lui demandai :
– Qu'est-ce que je dois faire avec cette douleur?
– Marie Lise, il te faut rencontrer ta douleur, l'apprivoiser tranquillement, passer à travers. Si tu restes toujours à la porte de cette souffrance, tu ne pourras jamais voir ce qu'il y a derrière.

C'est tout ce dont j'avais besoin, je suis repartie chez moi. Je me suis réinstallée au sol, j'ai repris mes balles et, tranquillement, je me suis remise à faire le mouvement sur lequel j'avais buté lors de cette dernière séance. La même douleur était toujours là, puis je me suis mise à lui parler, à l'accepter, à aimer ma hanche et je continuais petit à petit le mouvement. J'arrêtais de temps en temps, car si j'y allais trop fort ou trop vite, d'autres muscles se mettaient à réagir. Je reprenais le mouvement, je reparlais à la douleur et, chose incroyable, je sentais qu'elle s'apprivoisait, j'avais un peu moins mal; un espace nouveau se créait dans ma hanche, elle devenait un peu plus huilée. Je faisais une brèche dans la cuirasse. Cet après-midi-là, je pris conscience que je pourrais vaincre n'importe quoi car j'avais gagné le combat, j'avais apprivoisé l'ennemi et, de plus, j'étais capable de l'aimer et de l'écouter. Dans tout ce travail, j'avais éprouvé de la peur. Peur d'avoir mal et peur aussi de l'inconnu, de ce qui se cachait derrière la douleur. Peur d'avoir encore plus mal, peur d'être trahie par mon corps, peur d'avoir toujours mal.

En entrant chez Thérèse Bertherat, on pouvait lire cette inscription "Au jardin". C'était mon havre de paix, l'endroit où je me sentais prise en charge. Même si je faisais un travail corporel à cet endroit, je pouvais aussi y être entendue, comprise et écoutée. A l'époque, il n'y avait pas un service de thérapies verbales offert aux clients mais je pouvais échanger avec les thérapeutes quand j'en ressentais le besoin. Je savais que là, on pouvait m'aider. Je m'y sentais très en sécurité. Avoir un lieu, un endroit pour travailler, recevoir et sentir qu'on peut s'y abandonner est très important dans un processus d'auto-guérison. Chez Thérèse et en sa présence, je n'avais pas besoin de composer, je pouvais être ce que j'étais ce jour-là, de minute en minute. Je pouvais être maussade, triste, fâchée, joyeuse, rieuse. Il n'y avait pas à prendre de masque pour être acceptée. J'avais déjà fait l'expérience de certains centres aux Etats-Unis et au Québec où il fallait être gai, avoir l'air positif, être poli et avoir l'air plein de vitalité, d'entrain. Non; au Jardin, j'étais acceptée comme j'étais. Il n'y avait qu'à voir Thérèse pour comprendre que c'est ainsi qu'elle vivait. Elle n'avait pas toujours le sourire aux lèvres pour ses clientes qui l'attendaient ou pour les autres personnes qui circulaient dans le centre. Quelquefois, elle avait l'air exaspérée, froide, fermée, ou ouverte, souriante, ou maussade, ou heureuse ou rieuse. Elle n'était jamais pareille et c'est ce que j'aimais. Au tout début, je fuyais ses sautes d'humeur d'une journée à l'autre. On se fait toujours une idée de quelqu'un, une image, on l'emprisonne dans une forme, un moule, dans son moule. Durant les trois premiers mois de ce séjour chez elle, ce n'était pas tellement elle qui m'intéressait mais plutôt ce qui pour moi était une question de survie: mon corps, la douleur, la montée vers la guérison.

Le journal que je tenais me permettait de constater l'existence d'étapes vers la guérison. J'avais encore l'illusion que la guérison était une pente ascendante, raide, et que plus je montais la pente, moins j'aurais besoin de travailler et plus le processus de guérison irait rapidement. Tellement vite, en fait, qu'à un certain moment je n'aurais plus rien à faire et je serais guérie. Mon illusion était que la guérison s'installait et que la "guérison" me guérirait. C'était encore le côté magique des choses qui prenait le dessus.Par contre, plus j'avançais dans le processus du mieux être physique, lequel rejoignait indirectement mon être psychique, plus je m'apercevais que je me dirigeais vers l'inconnu. Qu'est-ce qui venait après? Moins j'avais mal, plus je prenais conscience de l'habitude que j'avais d'avoir mal. J'avais mal depuis des années et, depuis quelques mois, j'avais de moins en moins mal. Les questions qui surgissaient en moi pendant que j'écrivais dans mon journal étaient: "Qu'est-ce qu'il y a après la douleur?" "Par quoi est-ce que je remplace cette douleur?" Je prenais conscience que ma douleur était ma compagne de route depuis plusieurs années et que je la perdais.

Quelquefois, je me souviens très bien d'avoir eu très peur. Très peur de sentir que j'étais "embarquée" dans un processus probablement sans retour, une prise en charge de moi-même: Marie Lise avec Marie Lise, certes aidée par un outil, aidée par quelqu'un et cependant qui se trouvait souvent nez à nez avec elle-même. C'est moi seule qui savais me donner du bien-être et personne d'autre ne pouvait le faire à ma place. Tout cela me faisait peur et pendant deux mois je voulus retourner à mon insouciance de naguère, lorsque j'étais inconsciente et que je croyais qu'une opération ou, encore mieux, un comprimé, réglerait mon problème définitivement. J'aurais aimé croire encore au remède magique et je ne pouvais plus y croire. La seule chose en laquelle je pouvais croire, c'était en moi. Cette force intérieure que je possédais et que j'appelais Dieu, ou Énergie Divine, ou l'énergie de pouvoir contribuer à ma santé, à mon bien-être. Je me sentais à la fois grande et petite. Je me sentais à la fois nouveau-né et vieille femme remplie de sagesse. Comme si depuis ma naissance jusqu'à ce moment j'avais vécu une vie et que j'en commençais une autre.

En effet, une nouvelle Marie Lise voyait le jour et certains amis venus me trouver à Paris, Emile, Aline, Suzanne, qui avaient connu la Marie Lise souffrante, aigrie, étaient agréablement surpris du changement et de ma renaissance. Eux croyaient au miracle et moi pas: je savais la somme de courage et d'efforts que cela me demandait quotidiennement. Thérèse remarquait aussi les changements qui se passaient en moi. J'étais beaucoup plus exubérante, plus expressive, plus rieuse, taquine et beaucoup plus heureuse d'habiter mon corps. Le travail corporel me devenait de plus en plus familier. Il m'était de plus en plus facile de vivre les mouvements. Mon corps y répondait et les aimait.

Eh oui, se permettre. Se permettre de vivre, se permettre ce que le plus profond de son soi peut transmettre à travers l'inconscient par le corps. (...) Je crois de plus en plus que le corps a une mémoire. En vivant les mouvements, je retrouve des sensations déjà vécues. Cela passe par ma tête, par mes muscles, j'ai l'impression que mon corps dit: "Ah oui", l'instant d'une image, l'instant d'un souvenir, d'un vécu. (...) Je sais que je ne me suis jamais sentie si bien dans mon corps. Chaque mouvement, j'en suis conciente, chaque geste aussi, je prends contact avec la réalité. (...) Depuis le mois de février, j'ai développé une conscience de tout mouvement, même jusqu'à lui donner un sens. (...) Chaque fois que je marche, pour la première fois de la journée, je sens mon premier mouvement. Je sens si j'ai cette souplesse que j'aime ou si je suis raide. (...) Tout est question d'énergie. J'ai un besoin immense de sortir cette énergie. Trop longtemps je l'ai arrêtée, brimée. Courage Marie Lise! (...) Rien n'arrive seul, ce que tu ne comprends pas dans ton corps, tu ne le comprendras nulle part ailleurs. (...) Je comprends.
Paris, 25 avril 1978

Je découvrais quelque chose qu'il m'est encore difficile à exprimer en mots aujourd'hui: mon intelligence musculaire. Je prenais conscience de mes muscles, je reconnaissais leur état: contractés, tendus, relâchés. J'en avais de plus en plus une image claire. Je commençais à prendre conscience de l'expression de mes muscles, de leur langage. Je les travaillais grâce aux mouvements et les balles me donnaient toujours un point de référence. Les balles m'informaient sur l'état de mes muscles et me suggéraient une image. Par exemple, je pouvais mettre une balle de tennis sous le haut de mon trapèze (le trapèze est un muscle en forme de mouchoir qui s'attache à la base du crâne, aux épaules et descend jusqu'à la dixième vertèbre dorsale et il se situe entre les omoplates) et le renseigne-ment qui se rendait à mon cerveau était "surface dure". Evidemment, une telle prise de conscience se fait en quelques secondes. Pendant ce temps, Thérèse continuait à diriger les mouvements et je travaillais. Je faisais le mouvement; j'étais très consciente de mon bras qui bougeait, la balle massait mon trapèze, je découvrais le lien entre le mouvement du bras et le trapèze. Je sentais mon bras s'alourdir, la surface dure s'assouplir, je sentais la balle pénétrer encore plus le muscle. Tout d'un coup ma cage thoracique s'ouvrait, je voyais une image: mon poumon montait jusque dans mon épaule, et je riais ou souriais intérieurement. Puis je poursuivais le mouvement et je sentais soudainement un étirement musculaire, je sentais jusqu'où mon muscle pouvait s'étirer. Thérèse nous répétait de sentir l'étire-ment, de le respecter, de ne pas forcer, de le maintenir. Je sentais la résistance, mes images intérieures changeaient.

Mes muscles prenaient tellement d'importance qu'ils devenaient presqu'autonomes et que souvent je leur parlais intérieurement. Je parlais plus aux muscles de mes jambes qu'à tous les autres car ils avaient besoin d'être apprivoisés. Ils étaient résistants, durs comme des tuyaux de fer. Alors, je leur racontais des histoires pour les assouplir. J'avais pris rapidement conscience qu'il ne servait à rien de me fâcher contre eux, de les injurier, d'être leur persécutrice ou d'être leur victime. Je ne pouvais qu'être leur amie; pourquoi pas? De toute façon, la réalité était là. J'avais les jambes raides comme du bois.

Et ce qui était extraordinaire, et drôle, et frustrant en même temps, c'était le travail de mon petit orteil gauche du côté où j'avais été opérée. Nous étions assis sur le sol, les jambes allongées devant nous, le dos bien droit. Thérèse nous avait demandé d'écarter les orteils à droite et comme d'habitude, j'entendais ses mots et je faisais le mouvement, tout allait bien. Mes orteils s'écartaient avec un peu de résistance mais ils finissaient par le faire après deux ou trois essais. J'entendais par contre quelques petits cris de frustration et d'étonnement autour de moi. Je compris pourquoi lorsqu'on passa au pied gauche: je vins pour écarter mes orteils, mais surprise! Mon petit orteil ne voulait pas bouger d'un millimètre. Je lui ordonnai alors de s'écarter sur le côté: "Orteil, écarte-toi à gauche!" Toujours rien! Cela peut sembler insignifiant, mais très frustrant pour l'ego surtout. Cet orteil semblait mort. Le tendon et le muscle qui y était rattaché dans ma jambe étaient figés. Rien ne bougeait! Thérèse, devant cette difficulté, nous demandait de masser nos orteils et de refaire le même mouvement après le massage. Et, ô miracle, le petit orteil se mit à esquisser un petit mouvement très laid, très incertain, sur le côté mais il répondit à mon ordre. Je venais de découvrir l'existence de mon petit orteil et de m'apercevoir qu'il avait sa vie propre. Désormais ce n'était plus l'orteil qui nous semble souvent superflu dans nos chaussures modernes. Cet orteil avait commencé à vivre.

Je découvrais ainsi toutes les régions de mon corps. J'avais souvent l'impression que je faisais le ménage, que j'enlevais de la poussière, que je remettais en vie ou que je réveillais des régions de mon corps. Je savais intuitivement que je faisais le chemin inverse de celui qui mène à la maladie, à la vieillesse et à la mort. Je m'éveillais à la vie. Ma respiration se libérait de jour en jour. Je bougeais avec de plus en plus de facilité. Mon visage embellissait, mes traits s'uniformisaient. Cela semble tenir du miracle, mais non! Cela vient du fait que le corps est malléable.

Ces quelques mois passés chez Thérèse ont entraîné pour moi non seulement une transformation physique et psychique mais aussi un changement sur le plan professionnel. J'étais vraiment intéressée par ce travail qui produisait autant de résultats chez moi et j'avais le goût de le transmettre aux autres, de le faire connaître au Québec. Je parlai de ce désir avec Thérèse. Alors elle me confia qu'elle voulait commencer à former des professionnels en septembre. J'étais ravie. Il était donc possible pour moi de revenir à Paris en septembre pour étudier avec elle. Elle était prête à m'accepter dans son premier groupe d'élèves. Je ne pouvais cependant donner une réponse finale. Nous avons convenu que je lui écrirais en août pour lui confirmer ma présence.

Nous étions au tout début du mois de juin et il ne restait que quelques semaines de cours avant l'été. J'avais un besoin urgent d'intégrer ce que j'avais vécu à Paris, d'écrire et de retrouver un contact avec la nature, avec les éléments. Le vent, la mer, le ciel, les étoiles, la terre. Je suis partie seule pour la Grèce et ce n'est qu'une fois installée dans ma routine quotidienne solitaire, avec mes balles, mon crayon, la mer et le ciel bleu comme amis, que mon inconscient s'est mis à libérer tout ce qui avait été remué depuis quelques mois par le travail corporel. Je rêvais, j'écrivais mon journal et je faisais mes exercices. Mes rêves me renseignaient sur la dynamique familiale de mon enfance, la place que j'avais prise en étant le bébé. Souvent je percevais ma famille comme mes ennemis. J'avais aussi substitué mon frère à mon père et j'avais essayé de le retrouver dans les hommes que j'avais rencontrés. L'écriture me révélait des souvenirs de situations oubliées. Ils refaisaient surface, sans effort de ma part. Petit à petit, je retrouvais mon histoire, mon passé; de mon premier mouvement auto-destructeur jusqu'à ma première douleur arthritique, au pensionnat. J'avais tout oublié et voilà que tout cela me revenait à la mémoire. Evidemment, ces images étaient accompagnées d'émotions: je pleurais, je rageais, je maudissais, et autour de moi régnaient le calme et la paix du ciel grec. Je me sentais de plus en plus en santé, je nageais beaucoup, j'escaladais les petites montagnes de l'île. Mon genou était souple à cause des mouvements quotidiens d'anti-gymnastique et de tout cet exercice. J'étais contente d'être seule, car je ne crois pas que ma compagnie eut été très gaie pour qui que ce soit à cause de tout ce remue-ménage. Je comprenais aussi pourquoi j'avais quitté Paris... J'intégrais et je découvrais l'importance d'intégrer, de me réapproprier les change-ments, de les faire miens et de prendre le temps de rencontrer la nouvelle Marie Lise, celle qui avait toujours été là, finalement, et qui était cachée par l'autre: celle qui avait haï sa mère, son père, son frère, sa famille. Celle qui s'était haïe, celle qui avait tant voulu se détruire. Je sentais l'autre surgir, et l'autre Marie Lise aimait sa mère, son père, sa famille et surtout... elle s'aimait beaucoup. Le tout couronné d'élans de créativité que je n'avais jamais vécus: je dessinais, je créais des chansons nouvelles, je jouais avec ma voix. J'avais des tas de projets, des tas d'idées sur ma vie personnelle et professionnelle, j'intégrais le début de ma renaissance.

Je suis revenue au Québec pour me renflouer financièrement et pour annoncer à tout le monde ma décision de retourner étudier avec Thérèse. Le temps de leur parler du changement intérieur que j'avais vécu et que je continuais à vivre. Certains le croyaient, d'autres non. Par contre, tous pouvaient voir la différence dans mon corps qui ne pouvait mentir. Ce retour d'un mois me permettait de vérifier comment j'avais changé intérieurement face à mon travail et à ma famille. J'étais la même et il y avait quelque chose en moi qui s'était transformé. Rien n'aurait pu empêcher ce retour à Paris. J'étais très décidée. Je savais qu'il me fallait continuer mon travail aux côtés de Thérèse, pour moi... avant toute chose...

J'avais beaucoup d'énergie et d'espoir. Il fallait que je trouve cinq mille dollars. A Paris, j'avais conçu un projet très étoffé pour faire de la recherche auprès des bègues avec la méthode Bertherat. Je l'ai présenté au Ministère des Affaires sociales pour me faire dire que "la priorité, cette année, Madame Labonté, est donnée aux sourds et non aux gens qui bégaient..." Je suis allée voir les banques et comme j'avais tout vendu pour me rendre en Europe, j'étais un investissement à risque à leurs yeux. J'ai frappé à la porte de ceux qui semblaient croire à mon projet d'étude, pour découvrir qu'ils trouvaient fou mon projet d'aller me guérir en France. Pourquoi Paris, pourquoi pas ici? J'entendais des phrases telles que "Sois raisonnable", "Attends un peu", "Attends un an, travaille encore un an

52

puis après tu iras". Ils ne voyaient pas à quel point ce qu'ils me disaient était ridicule. C'est ce que j'avais fait toute ma vie, attendre! Attendre au pensionnat, attendre à l'université. J'avais été raisonnable et j'en avais payé le prix. Ma santé, mon désir de m'améliorer, de me transformer étaient inestimables et l'avaient toujours été à mes yeux. Je savais que la question d'argent ne pouvait pas arrêter ma démarche et que je poursuivrais celle-ci, même si je n'avais pas trouvé le montant nécessaire. J'achetai mon billet d'avion avec le peu d'argent qui me restait. Trois jours avant mon départ, je n'avais pas encore trouvé l'argent qui me manquait, puis un soir, j'ai téléphoné à mon ami le psycho-somaticien et celui-ci n'hésita pas une seconde à endosser le montant que j'empruntais. J'étais tellement surprise et contente. Il croyait en ma démarche comme j'y croyais. Je suis donc partie pour Paris une seconde fois. J'avais envoyé un télégramme à Thérèse pour lui annoncer mon arrivée. J'espérais de tout mon coeur que l'enseignement n'était pas déjà commencé.

A Paris m'attendait aussi une femme, une Québécoise, qui était très sensible à ma démarche parce qu'elle était elle aussi à la recherche d'elle-même. Elle s'appelait Marie. J'ignorais jusqu'à quel point Marie serait importante pour moi et combien son ouverture à ce que je vivais m'aiderait à me guérir émotivement.

Le lendemain de mon arrivée, je me rendis chez Thérèse. Les gens de son équipe étaient là et semblaient surpris et mal à l'aise de me voir. Je ne comprenais pas. Puis, finalement, quelqu'un vint me dire que Thérèse avait décidé de ne pas enseigner. Le sachant, ils m'avaient envoyé une lettre m'informant de la situation. J'étais partie avant de recevoir la lettre. J'étais à Paris, la lettre était en route pour Montréal. Horreur! Tout s'écroulait autour de moi. Je me souviens de m'être agrippée au bureau de Thérèse. Thérèse entra et j'ai su en la voyant que ce n'était pas si terrible que ça. Elle me posait des questions très vite, telles: "As-tu un endroit pour habiter?", "As-tu tes valises avec toi ici?', "Comment vas-tu?" Je la rassurai, j'avais mon

appartement à dix minutes de marche de chez elle. J'étais entourée de Québécois. Nous vivions à quatre dans un quatre pièces et demie. Très tassés, quoi! J'avais des sous pour survivre. Tout était en place, sauf... ses cours!
Elle me répondit:
– Bon, puisque tu es ici, on va te prendre avec nous.
Elle me fixa alors un rendez-vous pour le surlendemain. Elle m'expliquerait pourquoi elle avait décidé de ne pas enseigner. "Mais qu'est-ce que je fais ici, alors?", me demandais-je.

La vérité est que je reçois une autre taloche au visage. (...) Bertherat ne donne pas de cours aux professionnels. Je saurai pourquoi vendredi. (...) Je crois en deviner la raison, d'après ce que son assistante m'a raconté. Ensemble nous avons discuté de la méthode qui pourrait être utilisée comme technique. (...) Je comprends. Ce travail est quelque chose de très personnel. Elle ne donne pas de cours théorique sur le corps humain. Peut-être est-ce une mauvaise voie? De là à expliquer aux autres ce qu'il en est exactement pour chaque mouvement. Non! Ce que je veux, c'est comprendre les mouvements. J'en connais les bienfaits physiquement, j'en connais les résultats mais je veux les comprendre physiologiquement. Je veux connaître la chimie du corps, la physiologie. Qu'est-ce que provoque dans cette machine ce mouvement qui m'apporte cette sensation d'allongement et de prolongement? Comment l'utilise-t-on, cette machine, pardon, ce corps? (...) Je crois que je suis un peu agressive face à ce qui vient de m'arriver. J'ai l'impression qu'hier, ils me disaient d'une façon voilée: "Peut-être te trompes-tu dans ta démarche?" "Tu n'as pas le droit de t'y prendre de telle façon", ou tout simplement, "C'est à toi de découvrir comment fonctionne le corps et de le faire vivre aux autres." (...) De toute façon, j'ai besoin de travailler avec des gens et je vais le faire. Je crois beaucoup à la méthode de Thérèse parce que c'est grâce à elle que j'ai retrouvé vie et créativité.

Je qualifiais mon corps de machine parce que j'étais fâchée, parce que je voulais comprendre avec ma tête ce qui

54

se passait dans mon corps. Et c'est là le danger qu'aurait pu présenter cet enseignement: étudier les sensations, les réactions, chercher avant tout à les vivre pour s'en rappeler plutôt que de les vivre pour en faire l'expérience. Après deux jours de réflexion, j'avais fini par me réjouir du fait que Thérèse n'enseigne pas: j'aurais à mener ma recherche moi-même, comme je l'avais déjà entrepris. N'est-ce pas ainsi que j'avais commencé? C'était encore beaucoup plus exigeant, mais comme je voulais tellement poursuivre ma recherche, j'étais prête à relever le défi et à m'auto-discipliner pour y arriver. C'est avec cette attitude que j'ai rencontré Thérèse le vendredi. Elle m'expliqua ce que j'avais deviné, puis me proposa un plan de travail. Elle me prit au sein de son équipe. Autant je recevais d'eux, autant j'avais à leur faire part de mon expérience, de ma démarche et aussi de mes connaissances sur la voix, les sons et les problèmes de bégaiement. Elle me conseilla:

1. de lire certains livres (travail que j'avais déjà entrepris);

2. de recevoir un traitement Mézières par semaine, donné par une méziériste toute fraîche; ainsi, me dit-elle, "tu pourras la darder de questions sur le travail Mézières, elle pourra te répondre. Elle est aussi moins chère que moi";

3. de travailler avec Madame Rex, ancienne cantatrice qui se serait auto-guérie de ses problèmes de voix. Thérèse elle-même travaillait avec Madame Rex;

4. de poursuivre mes cours avec elle et avec les autres membres de l'équipe;

5. d'assister aux rencontres du mercredi midi (temps de rencontre et d'échange de l'équipe).

Puis, elle me demanda si j'étais satisfaite. Oui, tout m'était accessible et j'étais enchantée de pouvoir poursuivre ma recherche à ses côtés; c'est tout ce que je voulais.

CHAPITRE 4

La douleur émotionnelle

Voici comment se déroulaient mes journées à Paris: tous les matins je consacrais deux heures à travailler mon corps et ma voix. Je m'étais trouvé un coin tranquille chez des amis où je pouvais travailler sans risquer d'être dérangée. Ces deux heures étaient suivies d'une période d'écriture dans mon journal. Une écriture spontanée par laquelle j'exprimais mes sensations, les images soulevées par le travail, mes pensées, mes questions et mes réponses. Ce temps d'écriture était suivi d'un arrêt pour le repas et d'une promenade dans Paris. Je me rendais à pied à la bibliothèque Sainte-Geneviève pour y étudier l'anatomie et la physiologie. Il y avait longtemps que j'avais étudié l'anatomie; je me rafraîchissais la mémoire et regardais des dessins illustrant les muscles et leurs attaches. Après deux heures, je me rapprochais de la Seine; je me rendais à Beaubourg pour y lire les Feldenkrais, Lowen, Gerda Alexander et aussi sur la psycho-somatique. Je lisais ces auteurs qui parlaient de l'importance de la respiration, du mouvement, du travail musculaire, de la libération des tensions, de la libération des émotions. Ma journée se terminait souvent par un cours chez Thérèse, une session individuelle avec Dominique, ma méziériste, ou par un cours de chant chez Madame Rex. Mes soirées se passaient à échanger avec Marie sur notre vécu respectif. J'attendais toujours avec impatience les mercredis; je posais des questions lors de notre rencontre d'équipe et j'écoutais aussi les questions et les réponses des autres. Quelquefois je glissais mon opinion, toujours écoutée.

J'avais de moins en moins mal physiquement et, par contre, je découvrais une autre douleur, très proche de la douleur physique: la douleur émotionnelle. Oh! J'avais bien lu dans les livres qu'elle existait, mais comme la douleur physique, je n'y avais jamais fait face. J'étais un peu étonnée de la forme qu'elle prenait. J'étais aussi surprise du type d'émotion qui y était rattaché. Plus les mouvements me faisaient du bien, plus mon corps savait retrouver ce bien-être. Je travaillais mes pieds. Je m'étendais au sol. Je prenais conscience de mon corps au sol. Je respirais, d'une respiration profonde, totale; puis je commençais à bouger: je travaillais mon bassin, mes fesses, puis mes épaules, ma nuque, ma tête. C'était de moins en moins douloureux. Mes épaules retrouvaient facilement l'abandon, comme si mon corps savait retrouver sa place, retrouver son ouverture. Et, à travers ce mouvement d'ouverture, faisait surface quelque chose rempli d'images et de souvenirs anciens: une douleur émotionnelle. Je laissais mes muscles "pleurer". Je pleurais non pas ma réalité quotidienne, car j'étais tout à fait heureuse avant de commencer jour après jour ce travail corporel, mais plutôt une réalité ancienne. Je n'avais pas l'impression de pleurer, même si c'est moi qui versais les larmes. J'avais plutôt l'impression que mes muscles pleuraient quelque chose que j'aurais dû pleurer il y a longtemps. Les seuls mots que je pouvais dire à Marie qui, quelquefois, travaillait à mes côtés, les seuls mots qui surgissaient de cette douleur, de cette tristesse, concernant ces aspects de ma vie refoulés, c'était: "Ça vient de loin, de très loin, de mes profondeurs. J'ai l'impression de pleurer tout le mal que je me suis fait." Puis un jour je pris vraiment conscience que c'était mon enfant intérieur qui pleurait; je me suis alors vue toute petite. En laissant sortir cette douleur, je me sentais tout à fait bien, neuve, libérée. Prenant conscience aussi de mon corps, de mon bien-être et du bien-être que je pouvais apporter à ce corps, j'avais peine à croire que j'avais pu me rendre si loin dans la maladie. Je me demandais souvent comment j'avais fait pour être si mal dans mon corps, si malade, sans rien faire, ni prendre conscience de quoi que ce soit. Je n'avais pas de réponse.

Cette vague profonde de tristesse m'a accompagnée durant quelques mois. Elle n'était pas toujours présente chaque fois que je faisais du travail corporel, mais elle y était de temps en temps et se précisait avec le temps. Elle était de plus en plus accompagnée de souvenirs, d'images; quelquefois j'étais fascinée, tellement certains souvenirs étaient précis. En même temps surgissait un profond sentiment d'amour pour moi-même, pour l'être que j'étais, non pas la Marie Lise enfant-adulte, mais mon être profond. J'étais émerveillée de cette montée d'amour. Je me rendais compte que j'avais quelque chose de très précieux et de sacré: mon Etre. Je savais que jamais plus je ne pourrais me faire mal ou me laisser faire mal comme je l'avais fait avant. J'avais redécouvert mon Etre. Cet amour n'avait rien d'égoïste; au contraire. C'était une force, une richesse qui m'aidait à m'ouvrir au monde et à vouloir du bien aux autres et à moi-même.

Puis surgit une autre émotion que j'avais expérimentée auparavant lors de ma rencontre avec la douleur. Cette fois-ci la vague s'appelait agressivité et rage. Dans mon travail en Mézières et avec Thérèse je me heurtais à une carapace intérieure plus profonde que celles que j'avais rencontrées antérieurement et plus dure. J'avais souvent l'image d'un mur à la surface lisse qu'on ne peut pénétrer et qui me faisait rebondir. La rencontre avec cette nouvelle couche profonde était physiquement douloureuse et me faisait vivre une rage jamais ressentie auparavant; peut-être ne me souvenais-je pas de l'avoir vécue. Cela se passait parfois en pleine classe, j'étais soudainement envahie par une énergie électrique qui me donnait envie de lancer les balles de tennis contre les murs de la salle de travail. Ou encore, en pleine session de Mézières, j'avais le goût de sauter au visage de Dominique. Cette rage me sortait de partout, –des pores de la peau, des jambes, des mâchoires, des yeux– et mon journal en était rempli.

Je sens une révolution en moi, une agressivité, une énergie qui veut sortir de mon corps. (...) J'ai le goût de crier, de rire, de pleurer, de me battre, de courir, de danser, de faire l'amour. (...) Cela fait des mois que je travaille mon corps et je suis rendue à une certaine étape. (...) Autant j'ai été cérébrale, autant aujourd'hui j'ai le goût d'être animale...
Paris, novembre 1978

J'étais surprise par cette colère profonde, cette rage. Moi, Marie Lise, agressive? Je ne me souvenais pas de m'être jamais mise en colère. Mes muscles, eux, semblaient s'en souvenir. Je ne savais pas quoi en faire. J'avais des gestes plus durs, je claquais des portes, je m'engueulais avec les bibliothécaires de Sainte-Geneviève. Je rageais contre Paris, les Français, les Québécois, contre Thérèse, contre moi, contre tout le monde. J'étais plus dure avec mon corps et j'avais tendance à retourner cette rage contre moi. Je m'ouvrais aussi moins facilement, j'avais tendance à vouloir retourner en arrière, à refermer les portes, et mon corps, par réflexe, voulait se refermer. Certaines douleurs remontaient à la surface. Je pouvais travailler en Mézières, me sentir longue, allongée, ouverte, et le lendemain j'avais repris mes anciennes habitudes. Je m'ouvrais et me refermais. Je luttais intérieurement. Cette couche ne semblait pas vouloir céder. Mon genou me faisait mal à nouveau, je croyais régresser. J'avais de la difficulté à accomplir mes tâches quotidiennes. Je vivais une exaspération très grande, une colère profonde qui me rendait tout difficile. Thérèse me disait de marcher moins dans Paris si j'avais mal, de reposer mon genou, de me reposer si j'étais fatiguée, de cesser d'être dure avec moi-même. Cela semblait tout à fait sensé et, pourtant, c'était difficile à faire tant j'étais révoltée. Avec cette rage vint une profonde haine de moi-même. J'étais loin de l'amour de mon être. Haine de moi-même, haine de mon corps; je commençais à comprendre pourquoi j'avais été si loin dans la maladie.

Au moment même où je vivais cette rage, cette couche profonde difficilement franchissable, j'ai rencontré chez

Thérèse une femme rolfeur, Evelyn Lenher. Evelyn était de passage à Paris pour trois mois afin de travailler avec Thérèse, de lui faire découvrir le rolfing et d'apprendre aussi ce qu'était l'anti-gymnastique et le mézièrisme. J'avais auparavant rencontré Evelyn au "Jardin", en novembre. Je lui avais exprimé avec enthousiasme ma démarche, mon évolution; le geste que je faisais pour exprimer cette évolution était une pente raide vers le haut, une montée. Elle me dit vivement:
– Non non, comme ça, (ceci dans un français terrible et elle redit "évolution" et accompagna sa parole d'un geste qui dessinait une spirale). " Because like this (elle me montrait la pente raide) you can break your nose." J'ai éclaté de rire: j'avais compris.

Evelyn avait besoin d'un cobaye pour faire une démonstration de rolfing; je me suis proposée. J'ai ainsi montré mon corps presque nu devant cinq personnes, toutes mézièristes, et ensemble, avec Evelyn, elles ont regardé comment il était. J'avais déjà vécu l'expérience avec Dominique; elle m'avait examinée de la tête aux pieds. Par contre, cette fois-ci c'était différent: j'étais devant tout un groupe. Après avoir fait ressortir les différents problèmes de structure posturale qu'elle voyait, elle m'a étendue sur la table de rolfing et a commencé à travailler mon dos pour ramener mon épaule gauche (qui était en rotation interne), à sa place. J'étais émerveillée par le travail du rolfeur qui pénétrait mon corps avec ses doigts; tout ce que j'avais à faire était de m'abandonner entre ses mains. Je sentais qu'elle pénétrait la couche qui me bloquait depuis quelques semaines. Je sentais qu'elle aurait pu, avec ses doigts, ouvrir ma "carapace de rage". Le traitement fut très court, car ce n'était qu'une démonstration.

Evelyn et Thérèse m'avaient parlé de mon corps, avaient su m'expliquer ce qu'il devait faire pour se mouvoir. C'était pour moi difficile à accepter: d'abord, de me voir telle quelle et de savoir où en était mon corps à ce moment-là. Ma rage venait peut-être du fait que j'étais rendue à une couche profonde et difficilement franchissable sans une thérapie physique en profondeur et que tout ce que je rencontrais en Mézières et en anti-gymnastique étaient mes résistances. Ces résistances n'étaient-elles pas aussi cette rage incrustée qui avait bâti la cuirasse? Cette colère jamais exprimée? Ce cri de colère jamais lancé? Je ne pouvais répondre à ces nouvelles questions. Ce que je savais c'est que je rencontrais de la résistance intérieurement et il m'était très difficile de l'accepter. Les autres couches avaient cédé assez rapidement par rapport à cette dernière qui semblait résister. J'apprenais quelque chose de nouveau et je me retrouvais encore confrontée à l'inconnu. J'apprenais aussi que tout n'est jamais pareil dans le corps.

Au mois de novembre 1978, j'ai rencontré Françoise Mézières, de passage à Paris. Elle revenait d'un séjour au Québec et ensemble, chez Thérèse, nous avons fait l'éloge des Québécois. Peut-être à cause de son amour des Québécois, j'ai obtenu de Madame Mézières la permission d'assister en tant qu'auditrice libre à son stage suivant, en janvier 1979. J'étais un peu surprise par cette femme, qui avait la voix et l'apparence d'un homme, qui semblait dure et qui pouvait aussi être très douce. Ce qui frappait le plus chez elle étaient ses yeux, ses yeux vivants, brillants, qui brûlaient pour une cause. Il semblait exister beaucoup d'amour et de complicité entre Thérèse et Françoise Mézières. Elles étaient belles à regarder, tête blonde, tête blanche. Cet après-midi était très spécial au Centre, car nous devions assister, l'équipe toute entière, au premier –et dernier – rolfing de Françoise Mézières. Evelyn, notre Américaine, rolfait Françoise Mézières. Rencontre de deux femmes fortes et aussi de deux méthodes très puissantes. J'étais très émue par l'évènement, et encore plus émue de voir Evelyn sculpter le dos de Françoise Mézières. Je savais que j'assistais à un moment unique dans l'histoire des techniques corporelles. Le dos de Françoise Mézières, ainsi que son cou et ses bras, témoignaient d'heures et d'années de travail sur le corps de centaines de personnes passées entre ses mains. Madame Mézières se laissait faire, non sans avoir résisté au début, par les mains d'Evelyn qui, comme un sculpteur, travaillait sa matière. Et, tout en se laissant faire, elle était aux aguets et suivait le va-et-vient du coude d'Evelyn sur les muscles situés entre les deux omoplates et tout au long de sa colonne vertébrale. Au fur et à mesure qu'Evelyn changeait de groupe musculaire, Madame Mézières nommait à haute voix les muscles et décortiquait de façon scientifique le travail en cours. Evelyn, qui ne comprenait pas un mot de français, souriait et poursuivait avec précision son travail. Le dos de Françoise Mézières se redressait à vue d'oeil et le renflement musculaire qu'elle avait à gauche dans la région des omoplates s'était presque totalement effacé après l'heure de travail. Elle était fatiguée mais contente et semblait avoir autant travaillé qu'Evelyn, tant elle avait cherché et suivi ce qui lui arrivait. Thérèse essaya immédiatement de lui fixer un rendez-vous pour le lendemain afin de poursuivre le travail, avant qu'elle ne reparte dans son coin de France. Mais Françoise Mézières n'est jamais revenue voir Evelyn. Nous étions tous émerveillés par cette session de rolfing et par l'efficacité du travail d'Evelyn. Nous avons tous vu le dos de Françoise Mézières se redresser et le renflement disparaître. Le corps est vraiment malléable, l'esprit l'est-il autant? Cette session de rolfing me faisait voir à quel point la structure corporelle pouvait se modifier, se redresser. Madame Mézières avait-elle accepté son dos transformé? Elle n'était pas revenue.

Noël arriva; je décidai de prendre un temps d'arrêt et de m'évader de Paris pour deux semaines. Je partis pour la Corse...

Ce n'est qu'à travers mon corps et ses sensations que je pourrai transmettre la méthode de Thérèse. Je veux qu'il soit mon outil de travail et qu'après avoir été mon ennemi, il devienne mon complément. Pour ne faire un jour qu'un tout. L'apprentissage sera long, je le sais maintenant de plus en plus. (...) Je voyage depuis deux jours Paris-Nice-Corse. Je sais que j'ai un peu perdu cette élasticité qui me permettait d'être tellement bien, d'être contente, de m'habiter. J'ai senti que le fait de déranger mon rythme et ma routine de travail me faisait perdre cette élasticité et que

j'aurai à payer en retrouvant ma raideur, ma rigidité. (...) Mon cheminement corporel fait que je suis maintenant très sensible aux autres et à ce qu'ils peuvent vivre. Ce travail laisse des traces en moi... (...) Enfin on m'a dit et j'ai découvert ce qui en était de mon corps qui compense, se tordant pour pouvoir se mouvoir. Merci Evelyn, merci Thérèse...
Corse, le 4 janvier 1979

Aujourd'hui ce fut difficile. Le contact avec mon corps fut même douloureux. J'ai refait lentement connaissance avec mon corps; il ne faut pas perdre espoir. Lentement il me faut y consacrer du temps et j'ignore encore combien de temps. Je découvre toujours comment ce travail est long et exigeant. (...) Le mouvement doit se faire lentement, on doit vraiment être attentif aux sensations qu'il entraîne, pendant qu'on l'exécute et après. (...) J'ai beaucoup d'outils en main; c'est à moi de jouer. Je suis quelquefois impatiente, cherchant la facilité. C'est un long apprentissage, je me décourage de voir que je suis encore rigide, surtout le matin en me levant. (...) Il me faut l'habiter encore plus, ce corps qui est le mien.
Paris, le 7 janvier 1979

Quelquefois je m'arrêtais et pensais au chemin que j'avais parcouru depuis un an, de janvier '78 à janvier '79. Un chemin énorme. J'étais alors incapable de fonctionner physiquement, maintenant je pouvais marcher, courir, danser. J'avais repris possession de mon corps. Je me souviens de l'illusion que j'avais avant de partir pour Paris la première fois, je pensais que deux ou trois mois plus tard, tout serait réglé; quel fantasme! Plus que jamais je prenais conscience du travail que j'avais fait et qu'il me restait à faire, de la persévérance dont j'avais fait preuve et dont j'aurais encore besoin. J'exprimais à Thérèse mon découragement; quelquefois j'atterrissais dans son bureau en pleurant et en lui disant combien c'était dur, difficile. J'appelais à l'aide. Ensemble nous regardions le chemin parcouru et cela m'apaisait. Je savais profondément qu'en continuant je ne pouvais connaître pire, au contraire.

Depuis plusieurs mois que je me butais aux sentiments de rage et d'impuissance qui m'habitaient, j'avais atteint un plateau où les mois de janvier et février 79 furent éprouvants. L'énergie psychologique que j'avais ressentie tout au long de ma recherche diminuait. Je n'avais plus envie de rien et c'est dans cet état de frustration que je recevais les commentaires de certaines thérapeutes travaillant chez Thérèse. Selon elles j'avais encore beaucoup de travail à faire. A cause des séquelles laissées par l'opération à mon genou, elles se demandaient même si quelque chose pouvait être tenté. Mon amie mézièriste comprenait mon état et avait choisi de travailler en douceur avec moi. Je recevais aussi du Shiatsu avec le maître qui faisait partie de notre équipe de travail et ceci était quelquefois tellement douloureux que parfois je ne voulais pas y retourner. Tout au long des séances, il ne cessait de me répéter à quel point l'énergie des méridiens était bloquée. Je le savais, je savais que j'étais bloquée en profondeur et je n'avais surtout pas besoin de me le faire dire et redire. J'en avais marre, marre, marre. Seules Thérèse et Dominique ne passaient aucun commentaire sur mon état physique et semblaient comprendre ma révolte et mon désespoir.

J'ai atteint le fond du tunnel lors d'une fin de semaine intensive en Shiatsu . Nous étions un groupe d'environ huit à dix personnes, l'atelier se déroulait à Versailles, chez Sylvie Boe qui faisait partie à l'époque de l'équipe de travail de Thérèse. Nous étions avec Ishimo, un maître japonais. Pendant la fin de semaine nous devions apprendre à travailler le corps entier. Le travail était très intense parce qu'il y avait beaucoup de matière et peu de temps pour l'assimiler. Il était très difficile pour moi de pratiquer sur les autres, à cause des positions au sol que nous devions prendre. Plus la journée avançait, plus je me sentais limitée dans mon corps. Je ne pouvais m'asseoir sur mes talons comme tout le monde à cause de mon genou et je n'étais pas suffisamment détendue pour que mon toucher soit ferme et souple. Ma frustration augmentait d'heure en heure. Puis, finalement, la tension éclata quand, encore une fois, le maître japonais qui me massait à la fin de la journée me posa cette question: "Quel âge as-tu?" - "Vingt-six ans." Il me demanda: "Comment peux-tu avoir un corps pareil, si jeune?" Avec un geste d'impatience je lui demandai: "Pourquoi dis-tu cela encore?" Il me répondit avec sa simplicité désarmante: "Parce qu'à te toucher en Shiatsu tu as le corps d'une vieille personne." J'en suis restée bouche bée et la seule chose que j'ai réussi à lui balbutier fut: "Ishimo, j'ai été très malade." Je me souviens d'avoir pleuré en essayant de cacher mes larmes devant le groupe. Je savais qu'il n'avait pas voulu me blesser et qu'il me disait la vérité en pleine face, ne sachant pas la portée de ses paroles.

Ces mots, et surtout ce que j'en fis, m'amenèrent dans un trou noir, le fond du tunnel. J'y étais arrivée, ou plutôt y avais atterri brusquement. La séance s'est terminée et je suis sortie. J'étais une loque humaine, encore sous l'effet du choc. Puis Dominique me ramena à Paris et nous dînames avec Marie. Je ne disais mot, je me sentais détruite, défaite. Je sentais que ma réaction était exagérée mais je n'avais pas le goût de la combattre ou de me ressaisir, de me secouer, de me remonter, de me battre ou de faire quoi que ce soit d'autre. J'avais le goût, justement, d'arrêter de me battre et de me laisser couler dans le tunnel, de me laisser aller à ce profond désespoir. Ishimo n'avait fait que déclencher le sentiment de désespoir qui m'habitait depuis un mois, il était devenu subitement si évident que je l'ai laissé m'envahir. De plus, j'avais beaucoup été manipulée en Shiatsu pendant la journée et l'énergie circulait d'une façon différente dans mon corps.

Nous sommes revenues à la maison, Marie et moi; elle gardait le silence, sentant que quelque chose allait éclater. Nous nous sommes étendues pour discuter comme nous le faisions tous les soirs. Puis je me suis mise à avoir de terribles crampes dans le ventre et je me suis recroquevillée en position foetale et tranquillement, de mon ventre, monta un énorme sanglot et aussi un énorme cri de désespoir. Cela me faisait un bien immense de pleurer,

pleurer, pleurer, sortir toutes les larmes de mon corps et penser: "C'est trop dur, c'est trop dur, je ne suis plus capable, je ne suis plus capable." Cela me faisait un bien immense de verbaliser cette pensée. De me permettre de la dire à haute voix. Puis quelque chose d'autre émergea: l'idée de mourir. Mourir si c'était trop dur. Mourir si je n'arrivais pas à m'en sortir. Cette pensée, qui peut sembler macabre, ne l'était pas pour moi; c'était une délivrance, ma solution, ma porte de sortie. J'en ai aussi fait part à Marie qui, Dieu merci, ne m'a pas jugée. Je me sentais seule au monde avec ce corps malade que j'essayais de guérir et qui, d'après les spécialistes, était encore très malade. Et c'est avec ce sentiment de solitude, et cette idée nouvelle que je gardais comme solution possible que je me suis endormie cette nuit-là comme un enfant.

Le lendemain j'étais en pleine forme. Encore très vulnérable, toujours, avec la solution cachée dans mon coeur. J'étais rassurée pour affronter la réalité. Je n'avais jamais pensé à la mort comme solution, même lorsque j'étais très malade. Non, je ne m'y. étais jamais arrêtée. Je m'étais déjà vu en chaise roulante ou déménageant au Colorado, pays où la température est propice aux arthritiques, mais jamais la mort. J'étais surprise que maintenant, un an presque jour pour jour après le début de ma guérison, je pense à la mort. Faisait-elle partie de cette cuirasse impénétrable à laquelle je me heurtais dans mon corps depuis deux mois? J'étais pourtant si vivante et j'aimais tellement la vie. Chose certaine, j'étais rassurée d'avoir eu cette idée, cela atténuait évidemment le sentiment d'impuissance que je vivais encore après deux mois. L'idée de la mort comme solution envisageable me redonnait de l'énergie mentale. J'ai terminé ma session de Shiatsu et comme les Français prenaient congé pour une semaine, je suis partie avec Marie pour Douarnenez, en Bretagne. J'éprouvais un besoin immense d'entrer en contact avec la nature, la terre et la mer, et d'intégrer ce week-end si puissant.

Devant l'âtre, aujourd'hui, j'ai saisi une autre dimension de ce malaise qui étouffe mon corps. (...) Le Shiatsu m'a

montré que je tuais mon ventre, ainsi que d'autres parties de mon corps. J'étais et je suis encore quelquefois divisée; une tête, des bras, des mains. Le haut de mes bras est mort ou plutôt était mort. (...) Le cou et le crâne renaissent par la voix, les mains ont existé mais de l'extérieur. Je me suis souvenue l'autre jour combien je regardais mes mains souvent au lieu de les sentir. (...) Mon ventre est mort depuis quelques années et maintenant il renaît, l'énergie y circule. (...) Je réalise que je déteste mon corps sauf quelques parties et que cette douleur est profonde. (...) Maintenant elle remonte à la surface et cela me libère. Elle vient des profondeurs de mes tripes et comme une vague elle amène des larmes à mes yeux. (...) Je n'ai plus honte de cette douleur et je la laisse aller et venir. (...) Je sais qu'il y a toujours la mort pour me libérer si je ne suis plus capable de poursuivre l'évolution de la spirale. (...) Je suis partie de très loin et je veux maintenant, en ce jour de février 1979, réunifier les différentes parties de mon corps pour en faire un tout indéniable, indissociable. (...) Je comprends maintenant pourquoi j'avais si mal lorsqu'on me touchait le ventre, mon corps n'était que douleur.
Février 1979

J'avais aussi besoin d'être aimée pour ce que j'étais: une personne au corps handicapé mais en recherche continuelle. J'avais besoin d'être acceptée, pas jugée, ni évaluée. J'avais besoin qu'on me soutienne pour m'en sortir. Je ne voulais plus connaître les diagnostics des grands maîtres. Je ne voulais plus entendre leur étonnement devant ce qu'ils voyaient. Je ne voulais plus donner de pouvoir à leurs paroles. Je voulais faire confiance à ce que je sentais; au bien-être que j'avais senti jusqu'ici malgré la douleur physique, malgré la douleur émotive, malgré la rage et la dureté de la cuirasse, malgré tout cela. Ce bien-être, j'y croyais. Ce n'était pas une illusion. Le fait que je me le donnais par dose quotidienne était bel et bien une réalité et je savais dans le plus profond de mon coeur qu'il me fallait suivre ce chemin: celui des sensations d'énergie, d'ouverture, d'allongement, d'élargissement et d'amplitude de ma cage thoracique. Savoir retrouver ces sensations, les entretenir et les conserver. Croire en toute confiance qu'elles ne pouvaient m'apporter que du bien-être. Faire confiance au processus de vie en moi. C'est cette voie qui m'apparaissait comme toute indiquée, et aucune autre. J'étais consciente que mon corps avait été empoisonné par l'arthrite et qu'il y aurait toujours quelqu'un pour le voir avec des yeux d'expert; cependant je choisissais de ne plus me concentrer sur la maladie mais plutôt sur le processus inverse: vers la vie que j'ai sentie en moi depuis la première fois que j'ai fait un mouvement pour mes hanches dans mon grenier de la rue Saint-Cyrille à Québec. J'étais seule à savoir le chemin que j'avais parcouru. J'avais Thérèse et des amis comme témoins et, encore là, j'étais seule, car moi seule habitait ce corps et non les autres. Finalement, les paroles d'Ishimo avaient provoqué cette forte prise de conscience et, d'une certaine façon je lui en étais reconnaissante. Je venais de faire un pas de plus vers l'amour et l'acceptation de Marie Lise.

Lorsque je suis revenue de Douarnenez, la mort ne m'habitait plus. Mon coeur, mon corps et même ma tête étaient en pleine forme.

CHAPITRE 5

La décision

Au mois de janvier 1979 j'avais rencontré par hasard, dans un café, une orthophoniste, Anne, spécialisée en bégaiement et troubles de la voix. Elle était Française et avait un cabinet dans la banlieue parisienne. Intéressée par mon travail auprès de Thérèse et par ma recherche, elle m'a offert un poste dans son cabinet. J'étais enchantée de cette occasion et, en même temps, cela m'obligeait à décider si je reviendrais ou non au Québec. Françoise Mézières venait de m'écrire qu'elle n'avait pas de place pour moi en mars; le prochain stage était en juillet, je pourrais y participer en tant qu'auditrice libre. Je n'avais presque plus d'argent, juste assez pour me rendre au mois de mars, pas plus. Rester? Partir? Anne me donnait la possibilité de faire de l'anti-gymnastique avec une population de gens qui bégayaient, et de poursuivre mon travail avec Thérèse. Je décidai de lui rendre visite. Tout était parfait sauf l'heure de métro à faire pour m'y rendre; de plus, la banlieue parisienne me déprimait, tellement c'était laid.

Partir? Rester? Les deux solutions étaient possibles. Qu'est-ce que je voulais vraiment? J'ai pris la décision provisoire de rester, pour véritablement me rendre compte, deux jours après, que mon coeur était au Québec, et que j'avais beaucoup de choses à transmettre aux gens de mon pays. Je savais que plusieurs de mes amis attendaient mon retour pour travailler avec moi. Je l'ai finalement fixé à la mi-mars. Je me sentais de plus en plus prête et capable de transmettre mes connaissances. Je commençais à pouvoir en faire une synthèse, à comprendre les grandes lignes et à délimiter certaines étapes de mon expérience. J'avais beaucoup observé Thérèse donnant ses cours et aussi ceux qui les recevaient.

En janvier, avec le consentement de Thérèse, je repris des cours de débutant pour voir comment elle introduisait les concepts de base du mézièrisme, qui formaient la base anatomique de son travail en anti-gymnastique à ce moment-là. J'avais vécu et revécu les mouvements, et chaque fois je les vivais différemment. Certaines sensations étaient semblables mais il se présentait toujours quelque chose de nouveau, soit dans la réponse de mon corps au mouvement, soit dans l'image, soit dans la pensée où le préalable me faisait voyager. Pour moi, une classe avec Thérèse était un voyage intérieur dans mon corps et dans mon être. Souvent je terminais la classe et j'avais l'impression d'avoir visité des recoins encore inconnus de moi. Il y avait des coins éclairés et des coins sombres, il y avait des murs lisses et de grandes ouvertures. Cette sensation de voyage, je l'ai retrouvée dans le rolfing et le rebirth. Mais c'est dans l'anti-gymnastique que je l'ai découverte. Evidemment, la notion de temps perdait son sens. Il n'y avait plus de temps. Paris n'existait plus, ni ma voisine de cours. Il ne restait plus que la voix de Thérèse ainsi que la recherche et la découverte du mouvement en moi.

Je comprenais le travail musculaire sous-jacent à chaque préalable. J'avais saisi depuis longtemps que les notions que j'avais reçues était non pas une technique mais de l'art. Et qu'il me fallait être une artiste et non une technicienne. Il me fallait posséder une technique, puis il me fallait l'oublier pour pouvoir créer.

Une question me préoccupait: y avait-t-il encore beaucoup d'autres mouvements? Un matin, je réussis à aborder Thérèse, d'une humeur massacrante ce jour-là, pour lui demander s'il y avait d'autres mouvements à faire après ceux-là. Elle me répondit très sèchement "mais les

préalables n'ont pas de fin." Oh là là! J'aurais mieux aimé une autre réponse; elle me replongeait dans mon insécurité et remettait en question ma décision de quitter. Je commençais à saisir que j'aurais pu rester toute une vie chez Thérèse et avoir toujours des choses à apprendre. J'étais sans le sou, je voulais revenir chez moi et transmettre ce que j'avais appris. Mais quand devrais-je partir? Partir alors que j'avais encore des choses à apprendre? A-t-on jamais fini d'apprendre? Je regardais les gens qui faisaient partie de son équipe; ils recevaient chaque semaine un cours de Thérèse et aussi poursuivaient leur apprentissage. Tout en enseignant. C'était l'idéal. Mais moi je serais sans supervision à Montréal, je serais seule jusqu'au moment où quelqu'un d'autre suive mon chemin. Pourtant, le besoin de travailler se faisait de plus en plus pressant. Je recevais, je recevais mais j'avais aussi le goût de donner. Le travail thérapeutique avec les gens me manquait. Voilà que le goût de participer au bien-être des autres me revenait et cette fois-ci de façon claire. Tout cela pour moi était un signe de guérison. Je me souvenais du temps où, étant tellement mal dans mon corps et dans ma peau, je ne voulais plus travailler avec les autres, persuadée qu'il me fallait me guérir avant d'aider les autres à se guérir. J'étais prête à soutenir d'autres personnes dans ces retrouvailles (non sans embûches) avec eux-mêmes. Car je m'étais retrouvée et je continuais à me retrouver, de ce fait je pouvais les aider. Je parlai avec Thérèse de tout ça. Elle semblait confiante et elle me dit:
– Marie Lise, tu possèdes la plus grande qualité qu'il nous faut avoir pour travailler avec les gens: la chaleur humaine. Je la vois dans ton écriture, entre autre.

Et elle me montra une note que je lui avais écrite puis elle en compara l'écriture à celle d'une autre personne qui travaillait chez elle et elle me dit:
– Regarde la différence.

Je ne voyais pas grand chose, tellement j'étais étonnée. Puis elle termina en me disant:

– Tu peux faire fondre une pierre avec ton coeur. C'est ça qui est important.

J'étais évidemment très touchée et émue. Je ne m'étais pas aperçue à quel point j'étais chaleureuse. C'est pourtant cette même chaleur et cette même compassion que je voyais dans les yeux de Thérèse qui me faisaient tellement, tellement de bien, comme un baume sur une plaie.

Au mois de février et de mars j'allais beaucoup chez Thérèse, sentant mon départ arriver; j'avais besoin de me rapprocher, d'être là souvent. J'étais un peu la "bonne à tout faire" et j'aimais cela. J'achetais les croissants, j'arrosais les plantes, je préparais les tisanes, etc., cela m'amusait car je ne voulais rien manquer. J'aimais beaucoup l'équipe de travail de Thérèse qui, à l'époque, était composée de Sylvie, Françoise, Dominique, Patrick, Ishimo et Christine. Les lundis après-midi je participais à la formation de Patrick. Nous étions ses cobayes et il s'exerçait à nous donner un cours. J'observais ses erreurs et ses oublis. J'entendais la gêne dans sa voix et la difficulté qu'il avait à décrire le préalable de façon à ce que les gens aient assez d'information pour l'exécuter, je voyais Thérèse le corriger. J'apprenais beaucoup de ces exercices de formation. Je trouvais Patrick courageux et très créatif dans son travail. C'était le temps ou jamais de poser les questions qui me montaient à la tête; je les posais. Thérèse me reprochait de ne parler que du corps.
– Le corps, le corps..., mais il y a aussi l'esprit, Marie Lise, l'esprit.

Il est vrai qu'à l'époque je n'étais que le corps, que mon corps. J'écoutais ses reproches et je ne savais que répondre...il me manquait un lien. Après le déjeuner-causerie du mercredi après-midi, nous descendions dans la pièce de travail où Thérèse nous donnait un cours expérimental pendant lequel elle nous faisait vivre de nouveaux mouvements que nous faisions avec un partenaire. Ce qui nous amenait à entrer en contact avec l'autre, à découvrir notre sens du toucher, notre sens visuel. Pour moi, ces cours étaient des bijoux et m'amenaient à voir toute la créativité que ce travail demande. Dominique, Patrick et moi étions les plus jeunes de l'équipe, et Thérèse nous poussait gentiment à chercher, à découvrir, à créer. C'est ainsi que tous les trois nous nous retrouvâmes un samedi matin à écouter une conférence d'un disciple de Reich, Frederico Navarro. Depuis longtemps Thérèse nous parlait de Navarro et de la végétothérapie, approche cherchant à agir sur le système neuro-végétatif. J'avais lu Reich avant même d'entreprendre ma propre recherche et cela ne me disait pas grand chose car à l'époque mon corps n'existait pas ou très peu. Ce samedi matin du mois de février, c'était différent. Navarro nous parlait des cuirasses, nous les décrivait et expliquait au fur et à mesure les émotions qui se trouvent associées à chaque cuirasse. J'étais fascinée et j'y trouvais une explication à ce que j'avais vécu. Je n'avais jamais fait de végétothérapie, mais j'avais beaucoup "travaillé" et libéré mon corps en anti-gymnastique et en Mézières. La contraction et l'expansion de la cuirasse, le mouvement d'énergie, l'expression affective, les symptômes qui peuvent ressurgir avant l'ouverture définitive, tout ce qu'il disait avait un sens pour moi parce que je l'avais vécu dans mon corps. J'ai passé la conférence à acquiescer de la tête. C'était plus fort que moi, ces mots avaient une résonnance intérieure. La seule chose qu'il m'était difficile d'accepter était et est encore le postulat reichien qui dit qu'il n'y a pas circulation libre de l'énergie d'orgone (énergie de vie) tant que toutes les cuirasses n'ont pas cédé. L'idée qui me venait en l'écoutant est qu'on peut faire de la végétothérapie toute sa vie sans parvenir réellement à faire céder toutes les cuirasses. J'avais l'impression de "on n'en finit jamais" et elle ne me plaisait pas beaucoup.

Finalement ce que j'avais aimé de Navaro était son exposé sur les cuirasses musculaires; cela me faisait encore plus comprendre les réactions que les préalables pouvaient soulever et l'importance de l'expression affective, de l'expression des émotions lors des séances de travail corporel.

Comme la date de mon départ approchait, Thérèse et moi avions décidé de passer quelques heures en tête à tête avant mon départ. J'étais très contente car je l'aurais pour moi seule durant quelques heures. Elle m'avait manqué même si je la voyais souvent et même si je réussissais à lui parler et à lui poser des questions. Plus l'année s'écoulait, plus elle était occupée; elle recevait des tas et des tas de lettres et moi-même j'avais aidé sa secrétaire à les trier. Elle était de plus en plus connue et je voyais que cela commençait à lui peser, et à moi aussi. Elle devenait de moins en moins accessible; je voyais une nette différence entre le mois d'avril 1978 et le mois de mars 1979. Quelquefois son inaccessibilité me frustrait et me révoltait. Puis je regardais et observais le phénomène de masse qu'elle avait soulevé. J'en faisais partie. Après avoir lu son livre, je m'étais déplacée pour travailler avec elle. Je me trouvais très chanceuse d'avoir été accueillie comme je l'avais été, mais je n'avais pas eu Thérèse pour moi comme je l'aurais aimé. J'avais beaucoup reçu cependant, à pouvoir participer et à vivre tout ce qu'elle avait créé. Le lieu, l'emplacement, Evelyn, Ishimo, l'équipe, les cours, Madame Rex, les séances individuelles, Françoise Mézières et Thérèse, tout cela y contribuait.

C'est chez elle qu'elle m'a reçue pour notre dernière entrevue. Je m'étais faite belle car je croyais qu'on irait au restaurant, or elle choisit de me recevoir à sa table. Notre entretien s'est fait dans sa chambre au milieu de ses chats. J'étais surprise de la modestie et de la simplicité de sa chambre. J'avais l'impression de pénétrer dans la chambre d'un moine ou d'un ascète. Du coup mes préparatifs en vue de cette rencontre semblèrent tellement futiles. Elle semblait fatiguée et attentive, contente de me parler.Tout de suite elle me dit:
– Je sais que je n'ai pas répondu à tes besoins. Qu'est-ce que tu attendais vraiment de moi?

Je lui dis que j'avais maintenant accepté la réalité, mais que j'avais quelquefois été très frustrée, enfin je lui exprimai comment j'avais vécu son inaccessibilité. Puis je

lui demandai si elle me sentait prête à transmettre son travail. Elle me répondit par une question:
– Est-ce que tu te sens prête?
– Oui, très prête; j'ai vécu si profondément les mouvements, je suis certaine d'avoir beaucoup à transmettre.

Alors elle m'exprima combien elle avait confiance en moi. J'étais enfin rassurée, puis elle continua:
– Tu sais, Marie Lise, le travail que l'on fait n'est pas facile; ça semble tout simple de l'extérieur mais ce n'est pas facile et c'est souvent vidant. On se sent souvent seule, très seule.
Je lui répondis spontanément:
– Je me sens déjà seule à vivre cette auto-guérison.

Mais je ne voulais pas croire que je me sentirais seule à faire ce travail. Je voulais lui dire aussi combien en vivant quotidiennement avec elle, j'avais réussi à la démythifier. Eh oui, j'avais, par la force des choses, démythifié Thérèse, ce qui ne serait peut-être pas arrivé si je l'avais vue en thérapie individuelle seulement. Nous avons terminé notre entretien en parlant de la possibilité pour moi de correspondre avec l'équipe du Centre pour bénéficier d'un suivi et d'une supervision du travail que je ferais à Montréal et à Québec. Puis on nous appela pour nous mettre à table et je fis la connaissance de ses deux enfants. Je me sentais en famille et nous avons discuté du Québec et de mon accent.

Deux jours après, je m'envolais vers le Québec.

CHAPITRE 6

Le retour au Québec

De retour au pays, je décidais de m'installer à Montréal. Très vite j'ai loué un appartement assez grand pour y recevoir des groupes de travail. Je donnais aussi deux cours à Québec. J'étais émerveillée de voir combien les Québécois étaient différents des Français que j'avais côtoyés chez Thérèse. Les questions fusaient, ils semblaient très prêts à vivre les mouvements et, chose surprenante, ils travaillaient les mouvements chez eux, d'eux-mêmes. Ils osaient parler après le cours, exprimer ce que les mouvements avaient soulevé en eux. Par leur réponse au travail, je me rendais compte de la différence de culture. Les Français l'avaient eux aussi sentie, ils avaient apprécié ma spontanéité et ma chaleur. Plus je travaillais, plus je découvrais le côté magnifique et enrichissant de mon travail avec les gens et plus je voyais tous les bienfaits que l'anti-gymnastique pouvait apporter au corps humain. Quelquefois, après un cours, les seuls mots qui montaient à propos de la séance étaient: "C'est tellement puissant" ou "Le corps est tellement malléable." J'adorais guider les gens, non seulement dans cette rencontre avec leur corps, mais dans ce voyage à l'intérieur d'eux-mêmes. J'expérimentais aussi ce que Thérèse m'avait déjà dit: en donnant le cours, on vit les mouvements intérieurement. Tous les mouvements que je transmettais sans les exécuter, je les vivais dans mon corps. Il m'arrivait souvent d'avoir une épaule plus basse que l'autre après avoir guidé un mouvement sur les épaules, ou de sentir l'énergie circuler dans tout mon corps comme mes élèves la sentaient dans le leur.

J'étais partie pour Paris incapable de fonctionner et je revenais un an après en pleine possession de mes moyens. Où en était la maladie? Où en étais-je face à la maladie? Je ne savais pas comment me situer par rapport à mon arthrite. Je sentais que la maladie désertait mon corps petit à petit, et que mon bien-être physique prévalait encore sur mon bien-être mental. A Paris, mon processus d'apprentissage m'avait libérée d'une partie de ma douleur émotionnelle. J'avais observé des changements dans ma façon de mener ma vie et dans mon attitude envers les autres. J'étais plus accessible, j'avais aussi beaucoup plus de discipline dans ma vie, ce qui m'aidait dans mon cheminement vers la guérison. Revenue au Québec, je gardai mes habitudes de vie saine, ce qui me confronta à mes amis qui, eux, avaient conservé le même vieux comportement. Je me sentais différente et seule, et j'avais peur d'être jugée "bonne petite fille sage" parce que je ne fumais pas, ou parce que je choisissais de ne pas sortir. C'était une confrontation à laquelle il me fallait faire face. Tout comme mes amis, j'observais la Marie Lise différente mais malgré tout la même qui était revenue. Certains me trouvaient trop sérieuse et moi-même je me demandais quelquefois qui j'étais devenue. Je comprenais pourquoi il est plus facile de se transformer en dehors de son environnement et à quel point le milieu a une influence sur le comportement. Je possédais une clientèle assurée à Québec, mais choisissais néanmoins de m'installer à Montréal, que j'avais quittée à la fin de mes études universitaires, et ce pour éviter la confrontation avec mes vieux amis. A Montréal, je n'en avais plus et c'était bien. Je n'avais pas de clients non plus, mais cela ne me faisait pas peur. Il m'était plus facile d'intégrer la nouvelle Marie Lise et je risquais moins de rencontrer des gens dans la rue qui me diraient: "Ah! que tu es différente!"

Un mois après mon retour je commençai à prendre conscience du cercle vicieux dans lequel j'étais, et j'y observai le modèle répétitif suivant:

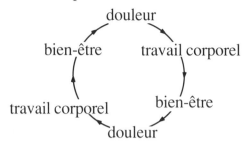

douleur

bien-être   travail corporel

travail corporel   bien-être

douleur

Je m'éveillais toujours en douleur, triste ou en colère, broyant du noir, pleine de rêves souvent lourds. Alors je me levais et allais faire des mouvements avec mes balles sur le tapis du salon. Je travaillais une heure avant le petit déjeuner et je sentais, mais sans pouvoir les nommer, les pensées lourdes se libérer et se dégager de toute ma personne. Je retrouvais enfin mon harmonie physique, émotive et mentale. J'étais de nouveau heureuse de vivre, voyant la vie d'une façon positive et contente d'entreprendre la journée. Extraordinaire! Mais je voulais plus. Je sentais que j'étais bloquée quelque part. J'étais dépendante des balles. C'est peut-être mieux que des pilules mais je voulais autre chose! Je ne voulais plus dépendre de rien. Après avoir observé ce phénomène pendant plus d'un mois, je commençai à comprendre, intuitivement, la relation qui existe entre le corps et le mental. "L'esprit", comme disait Thérèse. Eh oui! Il y avait aussi l'esprit! Je l'avais lu, je savais dans ma tête qu'il devait exister un lien entre les deux, j'en avais discuté rationnellement mais voilà que j'en faisais l'expérience. La relation avait toujours existé, mais j'en devenais consciente plus que jamais. C'est alors que le livre <u>La Puissance de votre subconscient</u> de Joseph Murphy (2) me passa entre les mains. Je commençai à le lire; d'après l'auteur je pouvais créer ma propre réalité, etc. J'étais tout simplement effrayée. Comment? Je pouvais changer ma réalité en changeant mes pensées? Mais quelles pensées? On me disait de les observer. J'avais peur. Peur du monde de mes pensées. J'ouvrais la porte et un monstre en sortait. J'aimais mieux retourner à mon corps où j'étais plus en sécurité, j'en connaissais les coins et recoins et j'étais habituée à les nettoyer et à les dépoussiérer.

CHAPITRE 7

Le rebirth et la découverte de mon arthrite mentale

Depuis quelque temps j'économisais de l'argent pour suivre un traitement de rolfing. Je savais qu'il existait un rolfeur à Montréal et je me préparais à recevoir enfin un travail corporel qui irait dans les profondeurs de mon être physique. Je lisais les écrits d'Ida Rolf (3); à l'opposé de Françoise Mézières, elle fait un rapport entre le psychisme et le corps. Je prenais conscience de la "psychanalyse corporelle" que je venais de vivre. J'entends par là, laisser le corps s'exprimer à travers son langage musculaire et son expression affective. Je notais encore toutes mes réflexions, je continuais mon journal, seul dépositaire de ma "psychanalyse". Je poursuivais ma recherche. C'est dans ce but qu'un jour je me rendis à une séance d'information sur le rebirth: thérapie de la respiration.

La philosophie autour du rebirth ne m'intéressait pas. Seuls l'outil et les résultats qu'il pouvait apporter comptaient pour moi. On me parla de respiration reliée, de libération de souffle, d'énergie bloquée, d'arthrite, de relation entre les pensées, les émotions, la respiration et les manifes-tations physiques. "La respiration reliée t'amène à être témoin de tes pensées intérieures profondes, de tes lois personnelles, des conclusions que tu as tirées dès ta naissance, de l'influence de ta naissance sur la façon dont tu mènes ta vie." La respiration ne me faisait pas peur et la circulation d'énergie encore moins. Par contre, l'idée d'aller plus loin que le corps-émotion, l'idée de prendre conscience de mes pensées à travers la respiration, c'était autre chose, mais j'étais prête à en faire l'expérience.

Les sessions de rebirth ont été pour moi un voyage extraordinaire dans le monde des pensées et des images mentales qui avaient composé ma réalité jusqu'alors. Je respirais, et ma respiration faisait remonter des souvenirs profonds. Tout se déroulait comme si j'avais un écran devant moi. Je revoyais exactement la scène, les couleurs, les personnages. Souvent ces souvenirs faisaient monter en moi des émotions et j'arrêtais alors de respirer, je bloquais devant la clarté et l'intensité de l'émotion qui les accompagnaient. J'entendais la voix de mon rebirtheur qui me disait: "Respire", "Essaie de ne pas bloquer ta respiration", "Maintiens ton rythme sans le briser." Lorsque je faisais ce qu'il me disait, l'émotion circulait, les images aussi et mon bien-être revenait. Quelquefois, j'avais des accès de rage. Je ne pouvais pas lâcher prise et c'était douloureux. Je sentais combien la douleur était associée à la résistance et le plaisir à l'abandon, combien l'émotion était de l'énergie en mouvement, telle une vague qui monte et descend. Je voyais aussi combien est puissant le réflexe de bloquer sa respiration devant une émotion, un souvenir, une pensée négative. J'avais lu Alexander Lowen qui parlait de résistance-douleur, d'abandon-plaisir. Jamais je n'avais autant expérimenté ce phénomène lorsque je respirais. Je découvrais aussi l'acceptation, l'étape entre la résistance et l'abandon. Respirer et rencontrer la rage, où le sentiment d'être abandonné, ou l'immense désespoir, accepter et laisser aller, laisser circuler. C'était tout un apprentissage car il n'était pas facile d'être dans un état où je devais à la fois lâcher prise et continuer à respirer. Lâcher prise consistait à admettre qui j'étais, ce que je vivais dans le moment présent. Le réflexe de vouloir se sauver, de vouloir nier, de vouloir se battre ou se débattre est souvent très fort lorsque l'on est dans un état mental, émotif ou physique douloureux. Ce réflexe soulève plus de douleur que de libération, même si on a l'illusion de se libérer. J'avais déjà vécu cet état avec Thérèse lorsqu'elle me disait d'apprivoiser ma douleur, de cesser de lui résister. Je rencontrais encore la même chose dans le rebirth. Résister à un état émotif, à un état maladif, à un état mental contracté, c'est malheureusement le retenir...

Il m'arrivait aussi de ne pas savoir comment ne pas résister ou comment lâcher prise. J'avais envie de crier à mon rebirtheur: "Oui! Mais comment?" Encore là, j'étais trop cérébrale, et, évidemment, ça ne fonctionnait pas et je résistais, j'attendais, et, sans pouvoir l'expliquer, ou sans comprendre comment, je n'étais plus arrêtée, je n'étais plus au même endroit, je n'avais plus mal, l'énergie circulait. J'avais l'impression qu'il me fallait vraiment retenir pour pouvoir lâcher définitivement. Ce processus de libération était tellement puissant que souvent, entre deux séances, je ne me reconnaissais plus. Je n'étais pas effrayée, je l'avais déjà expérimenté dans ma recherche avec Thérèse lorsque j'avais perdu ma douleur: "Moi sans douleur..." Dans le rebirth, c'était: "Moi sans ma lourdeur mentale et émotive" qui avait si bien rempli ma vie jusqu'à maintenant. J'étais amusée de constater qu'elle pouvait disparaître tout comme la douleur physique avait presque disparu. J'étais un peu moins amusée de voir combien je tenais à cette lourdeur mentale et émotive, que j'avais appellée mon arthrite mentale. Le rebirth me faisait comprendre le cercle vicieux dans lequel j'avais été et dont j'étais encore souvent la prisonnière. Je sentais que je le brisais et qu'en fait je n'avais jamais osé regarder mes schémas de pensées, mes croyances profondes, mon émotivité, lesquels m'amenaient à avoir mal physiquement. Mon arthrite n'était pas seulement physique mais aussi mentale, causée par les pensées que j'entretenais ainsi que par les états émotifs que je cultivais. Je me rendais compte que si la douleur revenait comme elle le faisait, c'était qu'après avoir libéré mon corps, il me fallait libérer mon esprit. La respiration me gardait détachée, témoin de ces pensées ou de ces images intérieures. J'étais surprise de voir le contenu de mon subconscient. Je vérifiais avec ma mère les souvenirs qui remontaient et ils s'avéraient tous vrais. Il n'y avait pas d'ordre chronologique dans ce qu'il me livrait. Je pouvais avoir des souvenirs de moi à l'âge de 3 ans, puis à 21 ans. Je retrouvais certaines images d'auto-destruction que j'avais entretenues lorsque j'avais 20 ans. Je reconnaissais, toujours en respirant, l'enfer mental et émotif par lequel j'étais passée lors de l'apparition de ma deuxième crise d'arthrite. Je comprenais pourquoi j'étais envahie par l'arthrite, et pourquoi mon corps s'était mis à réagir. Il ne pouvait plus prendre les messages contradictoires que mon esprit lui envoyait.

Mes séances de rebirth me permirent d'entrevoir comment mes pensées influaient sur mon corps. J'expérimentais encore plus, par le biais de la respiration, la relation corps/esprit. Après avoir fait l'expérience de tout ce magma émotif et mental, je retrouvais mon Être et l'amour profond que je me portais. Je revivais cette expérience d'amour intime avec moi. Cet amour de moi-même, je l'avais rencontré aussi dans ma recherche corporelle. Je savais que personne ne pouvait me le donner ni me l'enseigner. Seule je pouvais le découvrir, le vivre et en faire l'expérience. Lors de ma quinzième séance de rebirth, j'ai revécu ma naissance, et j'ai respiré comme si c'était la première fois. Mon rebirtheur, pendant toutes ces séances, était là, sans être vraiment là, c'est-à-dire qu'il me laissait faire, il me laissait me débattre ou m'abandonner. Il intervenait rarement; quelquefois, il me disait de respirer ou de lâcher prise. Lorsque je voulais qu'il me touche la main ou la tête, je le lui demandais et il s'exécutait. Je sentais sa présence et cela pour moi était suffisant. Il me laissait baver, baigner dans mes larmes, rarement il me tendait un mouchoir, ce qui aurait pu, comme je l'ai souvent remarqué, bloquer net certaines émotions.

L'anti-gymnastique m'avait apporté une perception musculaire de mon corps, ce que j'appelle l'intelligence musculaire, et avait su réveiller ma mémoire musculaire; le rebirth, par le biais de la respiration, m'apportait une perception, une intelligence et aussi une mémoire cellulaire. J'avais libéré non pas mes muscles cette fois-ci mais toutes les cellules de mon corps. J'avais l'impression de redonner à mes sens leur fonction propre: je goûtais mieux, j'entendais mieux. Ces mémoires musculaire et cellulaire ne faisaient-elles pas partie de la mémoire corporelle? La respiration ne m'avait-elle pas aidée à l'expérimenter encore plus profondément? De cette mémoire corporelle avait émergé ce que j'appelle les croyances. Je pris conscience de mon arthrite mentale, des jugements auxquels j'étais arrivée me concernant. La haine et le ressentiment masquaient l'amour que j'avais des autres et de moi-même.

Le rebirth m'a donné une vision élargie pour mon cheminement vers la guérison. Il me restait à intégrer cette nouvelle découverte.

CHAPITRE 8

Le rolfing, outil de transformation
de l'image corporelle

J'émergeais du rebirth avec la conscience que certaines pensées quotidiennes me maintenaient dans un état émotif et physique stagnant. J'étais devenue consciente du rapport énergétique entre mes pensées, mes émotions et leurs manifestations physiques. Je ne le vivais pas intellectuellement mais bel et bien dans ma chair. Ma "psychanalyse corporelle", jusqu'à ce jour, m'avait amenée à voir la relation suivante:

corps - émotions - expérience de l'Être

Le rebirth, par la respiration reliée, m'avait fait voir les liens entre:

corps - émotions - pensées - expérience de l'Être

Consciemment j'étais capable, après quinze séances de rebirth, de sentir dans mon corps les tensions émotives; mon corps ne pouvait pas mentir sur cette condition. Il était le baromètre de ma température psychique. J'apportais une dimension de plus au travail corporel quotidien. Non seulement je reconnaissais l'émotion, l'énergie en mouvement, mais, aussi, les pensées et les images. Mais que ce soit bien clair: il n'y a pas de recette miracle, aucun mouvement, aussi précis soit-il, n'amènera de pensée, d'émotion ou même de sensation préétablie. Le mouvement est associé à un rythme respiratoire et à une vague d'énergie qui peut quelquefois ressembler à de la tristesse, à de la colère ou à de la joie, accompagnée d'images et de pensées qui se succèdent souvent à un rythme très rapide.

Quelque temps après, je rencontrai Jim Lewis, alors le seul rolfeur à Montréal. Il était intéressé par mon travail et voulait recevoir du Bertherat et je désirais recevoir du rolfing. Jim était un Américain; le travail se fit donc en anglais. Notre échange fut très enrichissant même si au départ nous étions limités par la langue.

J'enseignais à Jim les préalables. Son corps était rigide et endurci par l'effort musculaire. Il décortiquait les mouvements, suivait tel muscle ou telle interaction musculaire. Un muscle ne fonctionne jamais seul, en s'étirant il entraîne la contraction de son antagoniste, d'où interaction. Je me disais: "Dommage qu'il cherche tant à comprendre le mouvement anatomique plutôt que s'y abandonner." Mais je devais comprendre qu'il essayait de soulager ses propres douleurs. Pour lui, les préalables devaient avoir une efficacité immédiate; mais ce n'était pas comme ça que j'enseignais les mouvements. Je n'étais pas intéressée de soulager pour soulager. Je voulais que la personne fasse l'expérience de son corps, de sa douleur ou de son bien-être. Le mouvement est une rencontre, une recherche, pas un remède ni une pilule.

J'expérimentais avec Jim les premières séances en individuel. Il se couchait au sol. Je m'assoyais hors de son champ de vision, car je voulais qu'il se rencontre seul avec son corps. Lui-même sans aide extérieure. Je n'intervenais que très peu. Je le laissais fouiller. Le fait de travailler seul avec lui-même permettait sans doute d'aller encore plus en profondeur. Je n'aurais pas pu vraiment définir pourquoi.

A mon tour, je me suis présentée à la séance de rolfing. J'attendais ce jour depuis presque un an. Je savais, pour en avoir déjà vécu l'expérience, que Jim pénétrerait au plus profond de ma structure musculaire, mais aussi qu'il rejoindrait mon moi le plus intime. J'étais surprise de sentir le travail qu'il faisait. J'avais l'impression qu'il me sculptait, qu'il amenait mon corps à sa forme optimale.

Déjà, je préférais le rolfing qui ne me demandait aucun effort, par rapport au mézières, je n'avais qu'à m'abandonner. Jim travaillait avec ses coudes, ses jointures et l'extrémité de ses doigts. Je me laissais faire, contente de pouvoir m'abandonner, même si c'était parfois très douloureux. Il traita ma jambe droite, qui était vraiment tordue. Tout le temps qu'il la sculptait, je me sentais triste. Je me vis à 8 ans, devant mon père prenant une photo de sa "belle fille." Plus se précisaient l'émotion et l'image de moi et de mon père, plus je sentais que je résistais au travail de Jim. Lorsque je devins consciente de la situation, ma résistance cessa et j'entendis soudain la voix de mon père qui me disait combien ma jambe était tordue. Presque au même moment Jim terminait son travail. J'étais très surprise. Je n'étais plus triste et j'étais même fascinée par ce souvenir. Chaque fois que Jim revenait à ma jambe droite, réapparaissait le visage de mon père, et je devenais triste ou en colère. Je ne savais pas exactement et ne comprenais pas le rapport entre ma jambe droite et l'image de mon père mais je n'étais pas intéressée à en faire l'analyse. Tout ce que je constatais était que le travail de ma jambe droite ramenait le souvenir de mon père. Je ne vivais plus du tout la même chose, je passais à d'autres sensations, à d'autres images, quand Jim traitait d'autres parties de mon corps, tout comme avec Thérèse et en rebirth. Cela faisait mal et au lieu de me crisper, il me fallait lâcher prise pour permettre à Jim de terminer son travail.

Il m'était déjà arrivé, après avoir vécu une séance de rebirth, de ne plus me reconnaître tellement j'étais dégagée. La même chose se produisait après le rolfing. Je sortais de chez Jim et je me rendais à pied jusque chez moi. J'avais l'impression de marcher pour la première fois. Ce n'étaient plus les mêmes jambes, et combien je les aimais, ces nouvelles jambes, élastiques, souples! Mon bassin était différent, mon dos, mes pieds, mes épaules. Je me tenais droite, sans effort. Je retrouvais l'envie de courir et de faire des pirouettes comme lorsque j'étais enfant. Je retrouvais de l'énergie et une joie de vivre extraordinaires. Je vivais même les mouvements d'anti-gymnastique différemment. Je ne rencontrais plus les mêmes résistances. Je pouvais aller plus loin et je sentais mieux les muscles profonds de mon corps. Je vivais en trois dimensions. J'avais l'impression que Jim avait détaché chacun de mes muscles pour leur redonner leur tonus propre. J'avais beaucoup, beaucoup d'espace à l'intérieur. Comment, après une telle expérience, peut-on haïr son corps lorsque la sensation qu'il vous renvoie est si agréable? Circulation d'énergie, ouverture, élasticité, souplesse. Je me détachais de plus en plus de ma forme extérieure pour écouter la beauté intérieure de mon corps. Je savais intuitivement que ma forme extérieure en viendrait à se modeler sur ce que je sentais à l'intérieur. J'abandonnais de plus en plus l'image sociale de mon corps, c'est-à-dire le corps qui correspond à la norme, le corps à la mode. Ce travail commencé à Paris était difficile parmi les Français et les Françaises car s'il existe au monde une ville où les femmes dans la rue ont l'air de mannequins vivants, c'est bien Paris.

Devant un miroir, je me fiais maintenant à ce que je sentais et non à ce que je voyais, je niais de moins en moins ce que je voyais dans le miroir, sachant que mon corps était en transformation et que ce que je voyais dans le miroir se transformerait aussi et épouserait ma forme intérieure. Je m'exerçais à regarder mon corps sans jugement, sans comparaison ni compassion, telle une matière malléable qui avait son histoire et dont l'évolution n'était pas terminée. Puisque mon corps avait épousé mon cheminement, de la même façon il se moulerait à ma renaissance. L'image que le miroir me renvoyait n'était qu'un passage vers un autre état, vers la forme que je sentais prendre place intérieurement, forme qui amenait des pensées et des images dont je choisissais de me nourrir. J'avais commencé avec l'antigymnastique, poursuivi avec le rebirth, qui m'avaient fait prendre conscience de toutes les images d'auto-destruction que j'avais entretenues en moi. Images qui m'avaient poursuivie avant et après l'apparition de l'arthrite. Je me souviens que je voulais arracher de mon corps les membres qui me faisaient mal. Les sensations que mon corps malade me renvoyait devenaient des éléments de l'image que

102

j'avais de moi-même. La même chose se produisait avec la démarche inverse, celle de la guérison. Les sensations physiques de ma guérison prenaient place et ce n'était que celles-là que je voulais suivre: mon corps rempli de bien-être après une séance d'anti-gymnastique ou rempli d'énergie après un rebirth ou encore grandi, ouvert et fluide après un rolfing. Je me voyais saine, souple, belle, ouverte. Je me foutais de voir que l'image dans le miroir n'était pas égale à celle que j'avais intérieurement. Je savais que ces deux images s'harmoniseraient un jour. Jamais je n'ai douté que mon corps cesserait de se transformer: il me faisait savoir que tout ce que je vivais était bon pour lui, donc pour moi. Son intelligence me guidait et je me laissais mener par cette intelligence que mon intuition me révélait.

CHAPITRE 9

Le chemin des croyances

J'avais découvert mon univers psychique. J'avais expérimenté comment les mots composant une phrase, une pensée étaient de très près reliés à une émotion vécue dans tout mon corps. A travers le rebirth, j'avais retrouvé des pensées fondamentales. En évoquant celles-ci, mon corps se mettait à réagir. Une émotion pouvait faire contracter ma gorge ou quelque autre endroit de mon corps. Je m'apercevais que ces pensées, qui me touchaient aussi directement, étaient profondément incrustées et coloraient mon existence, le regard que je jetais sur ma réalité. Elles étaient mes croyances. Ce qui m'avait fait si peur lorsque j'avais lu Murphy était maintenant apprivoisé. Le monde de mes pensées devenait de plus en plus accessible. Par exemple, lorsque je travaillais mon corps devant le miroir, je tentais l'expérience de me ramener aux pensées qui avaient jailli des sensations extraordinaires que mon corps avait su me livrer lors du rolfing, du rebirth ou de l'anti-gymnastique. Pendant que j'essayais de baigner ma conscience dans ces pensées, pouvait surgir la pensée: "Non, Marie Lise, regarde, tu es grosse, n'essaie pas de t'illusionner." Mon corps était toujours le même, mais je le voyais plus gros. Mes yeux ne le regardaient plus de la même façon et, en plus, je sentais un certain engourdissement qui commençait à envahir mes jambes, mes bras et mes mains. Je me SENTAIS GROSSE. D'où étais-je donc partie? De cette pensée: "Marie Lise, tu es grosse." Quelques minutes auparavant où en étais-je? Je vivais mon corps et mon esprit d'une manière toute autre, devant le miroir. Je remarquais la même chose chez mes clients qui souvent me lançaient: "Je suis gros, je suis grosse." Je regardais et je voyais devant moi, la plupart du temps, un corps mince. Par contre, leurs yeux, et aussi les sensations intérieures qu'ils expérimentaient, les faisaient se sentir gros (ses). J'avais souvent envie de les mettre devant un miroir et de leur dire: "Regardez, mais regardez objectivement." Impossible, ils croyaient qu'ils étaient gros. La même chose pouvait se produire avec "Je suis laid", et ainsi de suite avec "Je ne suis pas correct", "Je ne vaux rien", "Je ne suis rien", ou encore "Je ne suis pas capable." D'où venaient ces pensées que j'avais à propos de moi-même? Comment expliquer ce phénomène chez mes clients? Car je commençais à remarquer que ces croyances intervenaient même dans la perception que les gens pouvaient avoir de leur corps en mouvement.

J'entendais souvent mes clientes dire après un mouvement: "Je sens mes cuisses plus minces." Puis de suite après, "Ce n'est pas possible car je suis grosse." J'étais surprise de voir comment la personne peut refuser spontanément l'expérience des sensations physiques que le mouvement provoque chez elle. J'entendais aussi: "C'est impossible que ça fasse moins mal; j'ai mal depuis si longtemps", ou encore "C'est impossible que j'aille mieux." J'étais fascinée de voir le pouvoir que ces structures mentales établies ont sur l'expérimentation d'une sensation nouvelle, différente, de voir aussi la facilité avec laquelle les gens arrivent à étouffer ou à bloquer les sensations bénéfiques, le besoin urgent qu'ils ont de retrouver leur misère, leur douleur, leur malaise ainsi que les schémas mentaux et émotifs qui les accompagnent. L'anti-gymnastique venait secouer les croyances qu'ils avaient à propos de leur corps, entre autres, ou les idées bien arrêtées qu'ils tiraient de leur expérience corporelle. Je me posais la question: "Quand seront-ils prêts à expérimenter leur corps différemment, à s'abandonner à une trans-formation physique ou à accepter que leur corps puisse être vécu différemment?" Je commençais aussi à comprendre que ma maladie m'avait poussée au pied du mur et qu'il m'avait fallu réagir, accepter de me transformer. C'était la transformation ou la canne et, finalement, la chaise roulante. Aucun de mes clients n'était aussi menacé par une maladie quelconque que moi. Je comprenais que, de leur part, sous un désir très manifeste de se transformer, il y avait souvent une peur du changement. J'avais déjà eu peur, chez Thérèse, d'abandonner ma douleur. Qu'est-ce que j'aurais fait, et qui serais-je sans douleur? C'était la même chose pour mes clients. Perdre leurs vieilles sensations, perdre leurs croyances profondes les amènerait à des réflexions semblables. Je découvrais un côté bénéfique à la maladie qui sonne comme un signal d'alarme et qui nous force à réagir.

Je continuais à transformer mes croyances limitatives, ce qui m'aidait à métamorphoser mon physique. Je croyais fermement qu'il m'était impossible d'atteindre mon poids idéal. J'avais déjà pesé de 50 à 52 kilos pendant un certain temps et je me sentais alors très bien, très en harmonie avec moi-même. Je savais que ce poids était idéal pour moi, je n'étais ni trop mince ni trop grosse. Ce poids idéal, je ne l'avais pas maintenu depuis quelques années. Je savais que ma seconde crise d'arthrite avait complètement déséqui-libré mon organisme. J'avais essayé de retrouver ce poids idéal par une alimentation plus limitée. Cependant, depuis que j'avais entrepris mon auto-guérison, je ne voulais plus entendre parler de diètes et j'avais accepté le poids que je pesais à l'époque, soit 60 à 61 kilos. Grâce au rebirth et au rolfing je me sentais maintenant prête à travailler et à retrouver mon poids idéal, sans régime ni sacrifice quel-conque. L'acceptation de mon physique et de mon poids actuel ferait concorder l'image intérieure que j'avais de mon corps et le poids idéal vers lequel je tendais. J'avais des outils pour m'aider à atteindre ce but de façon agréable. Malgré tout, je savais que je ne devrais pas me peser et, au contraire, me laisser aller aux sensations délicieuses que j'éprouverais. Je savais aussi qu'il fallait que je déracine les croyances que j'avais sur mon incapacité à perdre mes kilos en trop.

Un matin, je me suis levée; je me sentais prête à affronter mes croyances négatives et à passer au travers. Suivant une technique éprouvée, je pris une feuille de papier blanc et traçai deux colonnes. Dans la colonne de gauche j'écrivais mes pensées dites positives ou affirmatives et, dans l'autre, j'écrivais immédiatement les réponses qui surgissaient. Je donne ici un exemple de cette technique:

Il est possible pour moi, maintenant,   Tu es folle!
de peser de 50 à 52 kg en toute sécurité.

        ou encore:

Il est possible pour moi, maintenant,   C'est impossible,
de peser de 50 à 52 kg en toute sécurité. tu n'y arriveras
                                              jamais.

Il est possible pour moi, maintenant,   Pourquoi pas!
de peser de 50 à 52 kg en toute sécurité.

    Et ceci indéfiniment.

J'y ai passé sept heures pendant lesquelles j'ai fouillé mes croyances en profondeur pour atteindre LA pensée fondamentale. L'expérience fut incroyable. J'ai finalement réalisé que cette croyance portant sur l'impossibilité de retrouver mon poids idéal venait de quelqu'un d'autre que moi: de ma mère, de ma famille. Je me suis souvenue que chaque fois que je pesais mon poids idéal, ma mère avait peur que je devienne faible, maigrichonne, que je ne mange pas assez, que je sois plus mince qu'elle, etc. Toutes ces pensées avaient surgi dans ma colonne de réponses. Puis finalement, j'avais entendu la voix de ma mère qui me disait: "Fais attention, tu vas être malade et..." Je voyais son visage. Plus les réponses venaient spontanément, plus la pensée affirmative semblait s'ancrer facilement. Elle soulevait moins de peur, moins d'angoisse. Toutes ces pensées venant de ma mère et de mon entourage, je les avais intégrées, assimilées et de ce fait, atteindre mon poids idéal semblait irréalisable. Pendant ces sept heures, j'avais non seulement eu des sensations de toutes sortes, je m'étais sentie bien et mal, mais aussi j'avais vécu toute une gamme d'émotions et j'avais aussi revécu des scènes de mon adolescence: un vrai film en couleurs. J'étais décidée à passer à travers et je ne me suis levée de ma chaise que lorsque la pensée que je pouvais atteindre mon poids idéal en toute sécurité avait une résonnance saine et sûre dans mon corps. Tant que la pensée affirmative soulevait une incertitude en moi, je restais assise sur ma chaise, même si quelquefois j'avais le goût de partir en courant, de fuir. Mon corps, pendant ce temps-là, m'avait servi de baro- mètre. Je savais que lui ne mentait pas. Il me disait si cette pensée nouvelle pouvait ou non prendre place dans ma conscience, et si la pensée limitative avait été déracinée de mon subconscient.

Deux ans après, je pesais mon poids idéal et je le pèse encore. Je perdais mes kilos peu à peu, sans réellement m'en apercevoir. Lorsque la pensée limitative revenait, mon corps me le disait. Mes émotions me la renvoyaient. Je n'avais qu'à reconnaître le fait que la pensée revenait et je choisissais consciemment de ne pas lui donner de l'importance, de l'énergie. Quelquefois j'atteignais un pla- teau, je sentais que je ne perdais plus de poids. Je réalisais alors que cela se produisait pour me permettre d'intégrer mon corps nouveau, mes peurs nouvelles: peur des regards, peur d'être plus belle, peur de n'être plus qu'un objet sexuel. Puis, lorsque la chimie de ma relation corps-esprit retrouvait son harmonie, je continuais petit à petit à perdre des kilos. Je sentais très bien quand le processus s'enclenchait de nouveau. Je ne l'avais pas décidé men- talement. Cela se faisait sans mon accord conscient.

Pendant toute cette période, je mangeais avec plaisir, j'entretenais mon image intérieure à l'aide des mou- vements, du rebirth et de la relaxation. J'éliminais aussi toutes les croyances limitatives que j'avais sur mon corps. Des pensées comme: "Je manque de beaucoup d'énergie ou j'en manque souvent", "Je suis faible" et "Mes cuisses sont des morceaux de bois." Même si je n'étais plus fatiguée, faible ou ayant des cuisses de bois, ces pensées me poursuivaient. Le seul fait de m'attarder à elles me prenait beaucoup d'énergie et me décourageait. J'avais travaillé de la même façon la pensée limitative sur mon poids et sur mon corps. Je les travaillais et je m'apercevais que ces pensées avaient été créées par mon expérience de maladie, par la douleur que j'avais éprouvée dans mes genoux (...cuisses de bois), par le blocage d'énergie dans mes jambes. Je n'étais plus malade; même si l'expérience de mon corps avait changé, les sensations qu'il me renvoyait étaient délicieuses la plupart du temps, par contre ces pensées étaient encore fortes et avaient encore une emprise sur moi, sur mon expérience de la réalité. D'où venaient-elles? Elles venaient de mon enfance, de mon adolescence surprotégée alors que j'étais considérée comme fragile, sensible, émotive, etc. "Fais attention à ceci, fais attention à cela..." Transformer ces pensées m'amenait à me voir différemment, forte et non pas si fragile. Mon corps était de plus en plus fort, pas blindé, mais fort et vulnérable, fort parce que l'énergie y circulait de plus en plus librement, vulnérable parce que j'étais plus ouverte à l'amour et à la tendresse. Modifier la pensée que j'étais un être encore malade me soutenait dans mon travail corporel. Je me rendais compte que le simple fait de sentir mon corps plus fort, plus ouvert, n'était pas suffisant pour éliminer la croyance que j'avais d'être fragile et malade: il me fallait transformer en même temps mes pensées limitatives, mes croyances.

En travaillant mes croyances au sujet de mes cuisses, j'ai pris conscience combien je m'étais identifiée au corps de ma mère et aussi comment ma mère voulait retrouver son corps dans le mien. Durant toute mon enfance, on m'avait répété que je ressemblais à ma mère. J'avais aussi souvent entendu ma mère me dire que j'avais son corps, que j'étais pareille à elle. Dans mon processus d'auto-guérison, mon corps s'était beaucoup transformé et ma mère ne s'y re-trouvait plus. Où étaient dans mon corps ses cuisses, sa taille? Ça m'avait sauté aux yeux lorsque j'étais revenue de Paris, après un an d'absence. Elle ne se retrouvait plus en

moi et cela la rendait perplexe. Elle disait: "As-tu en-
graissé?" Je lui disais que non. "Tu sembles plus forte, plus
prise... Qu'est-ce qu'il y a de changé? Fais attention, si tu
continues, tu vas te développer des fesses." J'avais de la
difficulté à lui exprimer ce qui s'était passé là-bas,
comment mon corps était en pleine évolution. Elle ne s'y
reconnaissait plus. Où était sa fille? Sa fille! Plus elle
parlait de son corps, de mon corps, plus je me rendais
compte de son identification et cela provoquait en moi
beaucoup de rage et d'agressivité. Je sentais qu'elle voulait
inconsciemment me remettre dans son moule. A mon grand
étonnement, elle me demanda de lui enseigner des
mouvements, ce que je fis. Je voyais et je comprenais ce qui
se passait en elle et en moi. Je me sentais étouffée par son
appropriation de mon corps, de ma chair. J'avais envie de
lui crier "MON CORPS N'EST PAS LE TIEN". Je réalisais que plus je me réappropriais mon corps, plus elle
résistait et réagissait. Elle résistait inconsciemment à mes
changements, elle ne voulait pas me laisser avoir un corps
où elle ne pouvait plus se retrouver. C'est alors que je me
décidai à trouver ma propre image de mon corps, et ainsi
ne plus m'identifier à ma mère. Cela se fit grâce à un
travail sur mon corps, allié à un travail sur mes pensées,
mes émotions et mon imagerie mentale. J'avais bien senti
dans mon corps, mes émotions et mes pensées que si je
voulais poursuivre ma transformation, il fallait que je me
libère non seulement du corps de ma mère mais aussi de ses
pensées et de celles de ma famille sur mon corps.

Comment suis-je arrivée à transformer mes croyances
limitatives? Idéalement, il aurait fallu que je cesse de croire
à ce qui me handicapait. Par exemple, que je cesse de croire
que mes cuisses étaient des morceaux de bois. Vivre mon
corps en état de renouveau constant était beaucoup trop
difficile pour moi à cette étape de ma transformation. J'ai
alors choisi comme première étape de transformer mes
croyances limitatives en croyances non limitatives, basées
sur l'expérience des sensations et des images que le travail
corporel soulevait en moi. J'avais enfin transformé mes
croyances et grâce à mon cheminement physique, j'avais

une vision positive de mon corps. Cette base solide me permettait de pouvoir utiliser à plein la technique des affirmations pour arriver à dégager mon mental de son négativisme: enfin un physique et un mental qui fonctionneraient ensemble, à l'unisson.

CHAPITRE 10

Les images intérieures

Je suis au bord de la mer. La plage m'est familière. Mes yeux enregistrent la couleur du ciel, de la mer, du sable. C'est un lieu de rêve. Je suis en costume de bain. Je vois mon corps en entier, bruni par le soleil. Je marche, mes pieds sont souples, ils s'enfoncent dans le sable chaud, les vagues viennent se briser dessus. Je vois mes belles jambes élancées, dynamiques, souples et énergiques. Mes cicatrices au genou, deux sillons dans ma chair, je les trouve belles. Je vois mon bassin et mon dos, mon ventre, ma poitrine, mes épaules, mes fesses.

Je vois mes bras, mon cou harmonieusement rattachés à mon tronc, mon visage souriant et calme.

Mes yeux sont pleins de vie, pétillants de joie.

Je marche, je cours, je batifole, en harmonie avec l'univers. Je suis remplie d'énergie, amoureuse de la vie.

L'eau dont je m'asperge me purifie, ma peau brille et mon énergie intérieure me fait resplendir.

Je me laisse inonder par ces images. Je suis heureuse d'être guérie. Je suis belle.

Voilà, le scénario s'achevait. Je me sentais pleine d'énergie. J'ignorais à ce moment-là que j'employais une technique appelée imagerie mentale ou visualisation. Personne ne m'avait montré comment faire, mais j'avais décidé d'utiliser des images qui me faisaient du bien. J'étais loin de l'image que j'avais eue quelques années auparavant où je me voyais vieille, terne, désséchée et en chaise roulante. Ce n'est que beaucoup plus tard que je découvris que je me servais d'une technique qu'on utilisait pour guérir certaines maladies telles le cancer, l'asthme, l'arthrite.

Petit à petit s'ajoutèrent d'autres scènes qui contribuèrent à mon bien-être. D'autres aussi, moins positives, dont celle de "la boiteuse", que je jouais enfant: pour attirer l'attention des automobilistes, je boitais intentionnellement de la jambe gauche pour aller de la maison à la maternelle. Etait-ce un hasard si vingt ans plus tard, j'ai boité et marché avec une canne pour supporter ma jambe gauche malade? Et si, quelques autres années plus tard, j'imaginais la démarche inverse, pour me guérir? La scène aussi de ma première opération: j'étais très malade, avec mon amoureux à mon chevet, est-ce un autre hasard si un mois plus tard ce que j'avais imaginé se produisit? Je me faisais la réflexion suivante: puisque les vieux scénarios semblent avoir fonctionné, pourquoi pas les nouveaux? D'autant plus que ceux-ci étaient bien meilleurs pour ma santé.

Je m'aperçus cependant qu'une imagerie non dirigée comporte certains dangers. Le premier est la rencontre avec l'irréalité. J'aurais pu – et Dieu merci je ne l'ai pas fait– imaginer le corps de Raquel Welsh au lieu d'imaginer le corps de Marie Lise. Cela aurait été un désastre, car mon corps est loin de ressembler au sien. Mes visualisations sont toujours restées près de ma réalité. Parce que j'ai toujours travaillé à partir d'images que j'avais vécues: celles-ci seules pouvaient former mon scénario. Par exemple, la plage était une plage où j'étais déjà allée et où je m'étais sentie très bien; une plage où j'avais couru, bougé et où j'avais aimé mon corps en mouvement. Autre exemple, l'image de mes cuisses longues et dynamiques venait de l'image intérieure de mes cuisses après un rolfing ou des mouvements d'anti-gymnastique. Et ainsi de suite. L'image que je projetais sur mon écran intérieur était basée sur des sensations et sur des images intérieures connues. Je ne pouvais pas me tromper. Je savais que je pouvais obtenir les résultats voulus. Le premier danger était éliminé.

Le deuxième est, comme je l'ai intitulé par après, "le faux départ", c'est-à-dire le fait de ne pas reconnaître la réalité du moment, qui peut faire peur, vouloir à tout prix la transformer et vouloir rester dans l'imagerie. Eh oui! Accepter ce qui se passe sur le moment est le point de départ de ce qui éventuellement pourra se transformer. Lorsque la réalité est reconnue ou accueillie telle qu'elle est, l'importance accordée à la transformation est moindre et permet ainsi plus facilement le changement. Ne pas accepter ce qui est, chercher à le fuir, à le nier est un écueil à éviter lorsqu'on visualise. Il est difficile d'aller quelque part, ailleurs, quand on ne sait même pas d'où l'on part.

Le troisième danger est d'avoir peur des images négatives et de mettre l'emphase sur les images positives. Ce troisième danger rejoint de très près le deuxième, on fuit la réalité. Il est impossible de ne plus avoir de pensées et d'images négatives, elles existent toujours. Mes scénarios négatifs revenaient, avec toutefois moins de force. J'adoptais l'attitude de les reconnaître et je les laissais circuler plutôt que de les arrêter ou d'en faire un drame. La peur que je pouvais avoir face aux scénarios négatifs que je me surprenais à imaginer n'aidait surtout pas, encore une fois, mon organisme. Je choisissais de ne pas accorder trop d'importance à ce qui était négatif. Au début, lorsque je visualisais mes images intérieures, j'avais peur de ce qui pouvait faire surface et aurait pu détruire les images constructives ou encore j'avais peur des pensées, de ma "petite voix intérieure" qui disait: "Ce n'est pas vrai, tu n'y arriveras jamais...". Petit à petit, j'ai appris à laisser circuler ces parasites pour ne maintenir dans mon champ de vision que ce que je choisissais de voir.

Le quatrième danger est de vouloir recueillir tout de suite les résultats espérés. La pire situation est de s'attendre à un miracle, pour ensuite se décourager s'il ne survient pas.

Cela m'a pris deux ans avant d'atteindre les résultats voulus. Pendant ce temps, j'ai vu les transformations s'intégrer petit à petit, au rythme de ma vie quotidienne, au rythme de mon évolution intérieure. Il n'y a rien là de magique, si ce n'est une magie consciente et à long terme, surtout si je me compare à ce que j'étais, en route vers Paris, malade et déprimée. Pendant ces deux ans, qu'est-ce que j'ai fait? J'ai cru à la vie et à la regénération de mes cellules. J'ai cru que si j'avais pu me rendre malade, je pouvais être mieux que bien portante. J'ai aussi donné plus d'amour à mon corps que de haine.

CHAPITRE 11

La coupure affective

Après avoir utilisé la technique de visualisation, je fus saisie d'une angoisse profonde. La transformation continuait. Je le sentais. J'étais de plus en plus en demande à Montréal. Le téléphone sonnait constamment; tout le monde voulait faire de l'anti-gymnastique. Tout le monde essayait de retrouver Thérèse Bertherat en moi; enfin, c'est ainsi que je le percevais et je n'aimais pas ce rôle. Je n'étais pas Thérèse Bertherat. Par contre, son influence transpirait sur mon travail. Je n'avais pas encore découvert Marie Lise au travail. J'avais peur. Peur de ne plus me retrouver ou de découvrir ce qui voulait surgir, je crois. Mon processus de transformation, depuis le temps où j'avais mis les pieds à Paris, s'était fait à un rythme foudroyant. Je changeais à la fois lentement et très vite. J'en avais la tête qui tournait, pendant cette période, qui dura trois mois. J'ai tout arrêté: rebirth, travail sur la pensée, travail par l'image, rolfing. Je n'ai conservé que le mouvement. Je rencontrais des cas sérieux dans ma pratique et mon maître était loin. Je ne savais pas à qui demander de l'aide autant dans ma vie professionnelle que personnelle. Les gens me soumettaient des problèmes complexes; je répondais comme je le pouvais. J'avais tendance à jouer la femme forte qui prend tout sur ses épaules, professionnellement surtout. Plus je m'incrustais dans ce rôle, plus je sentais une coupure en moi. J'étais forte, je sauvais les autres, mais qui, au fond, avait besoin d'être sauvé?

J'avais de la difficulté à être présente lorsque je travaillais. Je chavirais. Je me sentais en pleine crise, comme si j'allais éclater intérieurement. Les seuls endroits où je me sentais en sécurité étaient ma pièce de travail et mon lit. J'avais l'impression que l'univers se dérobait sous mes pieds. Je me cachais derrière mes couvertures et j'observais ce qui se passait: était-ce une autre phase de la spirale? Une phase d'involution peut-être? Lorsque j'avais moins peur, je pouvais mieux entrer en contact avec une poussée très forte qui venait de l'intérieur, une poussée qui m'amenait vers la libération de liens affectifs qui entravaient mon individualité. J'étais née, j'avais vécu une renaissance. Ce nouveau moi en transformation était encore chancelant dans son intégration.

Un évènement me précipita dans la coupure de ces liens importants. J'avais une tante qui dès ma naissance s'était beaucoup occupée de moi, ma mère étant débordée par les activités à la ferme. Il en revenait à ma tante de partager la garde et les boires du bébé naissant. Comme elle ne pouvait avoir d'enfant, elle transposa rapidement sur moi tout son amour. Je devins sa fille et son bébé et j'héritai d'une deuxième mère, une vraie "maman-gâteau". Il en fut ainsi pendant toute mon enfance où je vivais entourée, choyée et surprotégée par mes deux mères. Il va sans dire que j'étais aussi partagée entre les deux car je me devais de leur donner autant d'amour et me sentais rapidement coupable si je me donnais plus à une qu'à l'autre. Ce n'est qu'à la fin de mon adolescence que je réussis petit à petit à donner à chacune la place qui lui revenait.

Pour me guérir de la maladie, il m'avait fallu me réapproprier mon corps, et pour le faire, il m'avait fallu ne plus m'identifier à ma mère et ainsi guérir ma relation avec elle. Dans mon processus d'individuation, il me restait à me séparer de ma deuxième mère et ce n'est peut-être pas un hasard si au moment où je vivais cette étape j'appris que ma tante se mourait d'un cancer de l'estomac. Elle souffrait terriblement et j'avais l'impression et l'envie de mourir avec elle. Mon objet d'amour sur lequel je m'étais si longtemps reposée mourait. Tout s'effondrait comme un château de cartes. Ma mère assistait, un peu surprise, au deuil que je vivais, au deuil d'amour de ma tante. Je ne pouvais pas lui cacher combien je l'avais aimée. Ce fut un drame entre elle et moi. Je continuais à avoir peur. Allais-je perdre mon autre objet d'amour, ma mère?

La méditation fut le seul moyen que j'eus pour m'aider à me détacher de ma tante. Je voyais ma tante et je lui parlais. Je laissais son image venir vers moi. J'essayais de la voir comme un individu que j'avais rencontré dans ma vie et que j'avais beaucoup aimé. J'essayais de prendre conscience que je n'avais aucun pouvoir sur le choix de vie et de mort de cet être que j'aimais. Encore une fois, je devais accepter la réalité telle qu'elle était. Je ne pouvais qu'accompagner cette femme dans son propre cheminement.

Je répétai cette méditation tous les jours pendant quelques semaines. Je sentais que la petite fille, à l'intérieur de moi, cessait peu à peu de crier. Je devenais plus calme et à l'intérieur de moi je cessais de vouloir sauver la Terre entière. Je n'étais plus le sauveur.

Ma tante revint à la vie après l'ablation de l'organe cancéreux (elle vit encore). J'ai appris beaucoup de cette expérience. Le fait de me sentir impuissante face à une maladie comme le cancer, de voir que je ne pouvais rien faire, sauf être présente, m'apprit beaucoup sur le rôle de sauveur que je jouais auparavant avec mes clients. Je pris conscience que notre salut ne dépend que de nous-même et de personne d'autre. Pourtant j'étais bien placée pour le savoir, ce n'est que par une prise en charge de moi-même que je m'étais guérie. Cette fois-ci, la prise de conscience se transposait vers l'extérieur. Les problèmes que je notais chez mes clients, je ne pouvais pas les solutionner à leur place, ni guérir à leur place. Je ne pouvais qu'être présente et les guider dans leur mouvement vers un retour à la santé et au bien-être.

Parallèlement à ma clarification sur mon rôle de thérapeute, survenait un chambardement dans ma vie affective. L'amour que je portais à ma tante amena une explicaiton avec ma mère, je pus enfin lui parler comme une femme, non plus comme une enfant. Ces séparations me faisaient prendre un nouvel essor, j'assistais à ma nouvelle naissance. J'avais coupé mes cordons ombilicaux. Pleine de cette nouvelle assurance, je partis vers Paris vérifier si un dernier lien me rattachait à l'ancienne Marie Lise. Lorsque j'arrivai à Paris, j'éprouvai un choc. J'ai retrouvé une Thérèse exténuée, qui avait vieilli de 10 ans, et une équipe tout aussi fatiguée. Où étaient les gens que j'avais connus l'an passé? L'atmosphère de travail était totalement différente. Tout le monde semblait excédé. Ils étaient très surpris de voir à quel point j'avais changé. Thérèse trouvait que j'avais l'air d'une "star". Intérieurement, je me demandais: "Qui est la star? Elle ou moi?" J'étais loin de me sentir une star après l'angoisse profonde qui venait de me quitter. J'étais tout simplement contente d'être en vie et d'avoir gagné la bataille face à la peur que je venais de vivre.

Le lendemain de mon arrivée, Thérèse et moi, nous sommes rencontrées pour le déjeûner. J'avais retrouvé mon maître; elle était fatiguée, peut-être, mais toujours la même vis-à-vis de moi. Je lui débitai tout ce qui s'était passé: mes expériences de rebirth et de rolfing, la rencontre de mes deux mères, l'attitude des physiothérapeutes méziéristes, etc. Je parlais, je parlais et je lisais dans ses yeux de l'excitation. Elle semblait satisfaite de ma démarche. Puis elle me parla d'elle, de sa grande fatigue, de son éditeur qui l'avait poussée à sortir son deuxième livre, de la réaction provoquée par celui-ci. Elle me raconta combien elle abhorrait les gens qui essayaient de comparer sa méthode avec toutes les autres méthodes. Elle me dit qu'une fois pour toutes elle ferait la distinction entre son travail et celui des autres, même si cela soulevait beaucoup de réactions. Puis on parla de mon évolution professionnelle. Je lui dis le besoin que j'avais d'étudier plus en profondeur le corps humain et elle me suggéra de

126

devenir rolfeur. Elle me disait qu'elle en avait besoin d'un, surtout d'un rolfeur qui possédât déjà sa méthode.

–Il y a possibilité de créer des choses nouvelles, de dépasser les limites des deux méthodes.

J'étais tout à fait d'accord, quoique j'entendis à l'intérieur de moi la phrase d'Evelyn:

–Tu ne pourras jamais être un rolfeur, tu as une ossature trop petite, tu n'es pas assez carrée.

Puis elle me parla de sa psychanalyse, qu'elle avait presque finie. Elle était très contente de son expérience. En nous quittant, elle me fit un clin d'oeil. J'avais le coeur rempli de joie. Je sentais que le monde entier m'appartenait. L'idée de revenir travailler à Paris commençait à mûrir dans ma tête.

J'avais beaucoup à penser et à méditer. Qu'est-ce que j'attendais de ces gens avec qui j'avais déjà travaillé? Je les retrouvais un an après fumant des cigarettes et buvant deux tasses de café entre chacune des classes. J'étais étonnée et déçue. Thérèse avait changé, elle était plus dure, plus exigeante avec ses élèves. Je participais à beaucoup de classes. Je retrouvais des gens que je connaissais. Je suivis des classes destinées à des débutants, des classes intermédiaires et des classes très avancées. Elle était très dure, elle choisissait des mouvements qui étaient très exigeants, que j'avais vécus l'année d'avant dans des classes beaucoup plus avancées. Une fille à côté de moi rageait parce qu'elle était incapable de faire le mouvement. Je trouvais que cela ressemblait presque à de la gymnastique traditionnelle. Qu'est-ce qui se passait? Etait-ce l'évolution de Thérèse? Ou était-ce son humeur, cette journée-là? Patrick, lui, avait beaucoup évolué depuis l'an passé. Son cours ressemblait à ce qui nous avait été enseigné. Il faisait ce que j'intitulais de la "dentelle", c'est-à-dire qu'il pouvait faire voyager les gens d'une sensation à une autre sans arrêt, tout avait une suite, illogique lorsqu'on était au sol, mais qui devenait claire une fois le traitement terminé. Patrick avait étudié aux Beaux-Arts avant de devenir physiothérapeute et méziériste. Il m'avait confié qu'il utilisait ce qu'il avait appris, non pas en physiothérapie, mais dans son étude du corps humain, aux Beaux-Arts, pour donner un sens et une direction à ses classes. Cela confirmait ce que j'avais toujours cru pour l'enseignement de l'anti-gymnastique. Il faut être artiste avant tout. L'anti-gymnastique est un art et non une technique. Ah! comme il était bon d'être à nouveau élève.

Pendant mon stage à Paris je continuais l'étude du corps humain en lisant un livre écrit sur le rolfing par Ida Rolf (3). J'étais intéressée et fascinée par cette vision du corps où l'on parle de l'attraction terrrestre et par la compréhension qu'avait Ida Rolf de l'intrication des différentes portions du corps humain. Je préférais cette vision à celle de Mézières. Elle m'était plus accessible, plus facile à comprendre et aussi plus nord-américaine. Je marchais dans les rues de Paris et jc découvrais mon corps en mouvement. Ce que j'avais étudié pendant la journée dans mon livre de rolfing, je le mettais en pratique dans ma marche. Je découvrais que mes jambes étaient rattachées à mon psoas (muscle situé dans les couches profondes du bassin), ma façon de marcher devenait plus légère.

J'allais au Centre tous les jours: Thérèse était débordée, son équipe travaillait d'une façon inhumaine. Je les sentais tellement nerveux que je me demandais comment ils faisaient pour travailler efficacement. Je les jugeais: ils ne vivaient pas ce qu'ils prêchaient à leurs clients. J'étais déçue et, en même temps, cela renforçait ma propre volonté de vivre et d'expérimenter ce que je transmettais, sinon il y a mensonge et leurre. J'avais de la difficulté à admettre que ces thérapeutes aux corps refermés que je voyais, fumant et buvant du café, puissent travailler sur d'autres corps. Enfin, je savais que je ne voulais pas cela, je désirais autre chose. Je ne crois pas à l'être parfait, au modèle de thérapeute qui se tient droit comme une barre de fer, qui sourit tout le temps, qui a toujours l'air bien. Je crois seulement à une honnêteté dans sa façon de vivre et de transmettre aux autres ce à quoi on croit. En ce sens-là mon voyage était bénéfique. Je sentais que je laissais tomber mon modèle et que je trouvais en moi ce à quoi je croyais vraiment dans mon travail avec les autres; je parvenais à retrouver mon identité professionnelle.

CHAPITRE 12

Ma recherche d'individualité

Mon retour à Montréal fut terne. Je revenais à l'hiver, au froid et, aussi, j'étais seule. J'avais laissé tomber mon modèle professionnel. Il me fallait donc combler le vide ainsi créé en devenant ma propre source d'inspiration. Je commençai alors une routine mentale: je m'étendais au sol et, à partir de mes études d'anatomie, du rolfing, du Mézières et aussi de mon expérience, je créais des mouvements nouveaux. J'écoutais de la musique classique et je me laissais guider par mon corps et surtout par la perspective anatomique que m'avait inculqué le rolfing. Mon corps me disait immédiatement s'il était axé correctement après un exercice. J'inventais des mouvements nouveaux pour les pieds, le ventre, l'abdomen, la région du pubis, les plis de l'aine, le devant des cuisses, etc. Je fouillais, je cherchais et je créais. Puis j'essayais certains des mouvements avec mes élèves et je vérifiais les résultats dans leur corps. Le plus difficile était de trouver les mots justes pour décrire ces nouveaux mouvements qui exigeaient beaucoup plus de conscience corporelle que les autres. J'inventais, j'étais devenue ma propre source de créativité, et mon hiver québécois s'ensoleillait.

J'étais portée à créer des mouvements qui développent la conscience de la région du ventre, du bas ventre et du pubis. Lorsque je travaillais cette région, il m'arrivait souvent de penser qu'il fallait que je fasse changer mon stérilet, installé là depuis six ans. Je sentais (à la limite de la conscience et de l'inconscience) que mon corps me disait quelque chose à ce propos; pourquoi étais-je attirée par cette région? Mon corps me parlait et je ne l'écoutais pas, même si je l'entendais.

Après deux mois de création quotidienne de mouvements, j'en eus subitement assez. Je trouvais cela difficile d'être tout le temps ma propre source d'inspiration. Certaines personnes me conseillaient d'essayer l'eutonie, du Feldenkrais, ou du Mathias Alexander. J'ai fait quelques tentatives, croyant que cela pourrait m'aider dans ma création, mais je revenais tout le temps à l'anti-gymnastique, à Thérèse. Alors dans un geste spontané, je lui ai écrit pour lui exprimer mon très grand besoin d'aller pratiquer avec elle, même si j'étais consciente des conditions de travail qui prévalaient au Jardin à ce moment-là. Je lui disais combien j'en avais assez de travailler seule, d'être ma propre source d'inspiration. J'avais besoin d'être nourrie et c'était avec elle que je voulais vivre l'expérience.

Trois semaines plus tard, je reçus une réponse qui me toucha beaucoup. Thérèse me répondait, me disant qu'elle m'accepterait dans son équipe à la seule condition que j'apprenne le rolfing. J'étais contente. Je sentais qu'elle me répondait avec autant de coeur que je lui avais écrit. L'idée de devenir rolfeuse m'amusait. Je savais que Thérèse avait besoin d'un rolfeur, mais avais-je les capacités de le devenir? Je pris deux semaines pour y réfléchir, je pesai les avantages et les désavantages de ce projet. Mon désir était très grand d'aller travailler chez Thérèse à Paris et d'y poursuivre ma recherche. Finalement, j'optai pour le "oui". J'envoyai un télégramme à Paris et j'entrepris des démarches en vue de me faire admettre à l'école de rolfing à New York et à Boulder, au Colorado. Jim, mon rolfeur à Montréal, écrivit une lettre de recommandation pour mon admission. Je reçus un télégramme de Thérèse me félicitant de ma décision. Le tout était lancé. J'allais devenir rolfeuse.

Chaque fois que je travaillais mon ventre, il y avait toujours cette fichue pensée: "Marie Lise, va faire enlever ton stérilet." En place depuis six ans, mon stérilet faisait tellement bien son travail que je voulais qu'il y reste à jamais et, surtout, je ne voulais rien savoir de la contraception. Donc, je résistais à cette pensée, et pourtant mon ventre savait... J'étudiais beaucoup et je terminais ma session de cours. En plus des prérequis en massage, en anatomie et en physiologie, il fallait répondre à une série de questions qui m'obligeaient à aller étudier dans des livres suggérés par l'Institut, et qui traitaient d'une façon totalement nouvelle l'anatomie du corps humain. Déjà on me demandait de laisser tomber la vision anatomique traditionnelle, ce n'était pas facile; en plus, tout devait se faire en anglais. Alors j'étudiais, je faisais ma recherche. Jim me soutenait. Thérèse m'encourageait à distance par de petits télégrammes. Mon corps devenait raide. Mes classes étant terminées, je faisais personnellement de moins en moins de mouvements. J'apprenais beaucoup sur le corps humain et j'oubliais le mien, assise sur une chaise pendant plusieurs heures d'affilée. Je me sentais savante, j'avais une tête savante mais un corps dont l'intelligence musculaire faisait pitié. J'éprouvais une douleur dans mon abdomen, à droite, et qui n'était présente que quelquefois par jour. Je pensais: "C'est parce que je suis assise tout le temps." Plus j'apprenais sur le corps humain dans les livres, plus j'oubliais le mien. Des pensées négatives commençaient à poindre. J'étudiais trop et j'avais de plus en plus mal au ventre. Je ne portais pas attention à cette douleur: il fallait que je finisse de remplir le questionnaire; après, on s'occuperait du reste. Finalement le tout fut complété et envoyé à l'Institut du rolfing. Je fus acceptée pour une entrevue et on me fixa un rendez-vous à Boulder au mois de septembre.

La pensée qu'il fallait faire enlever mon stérilet devenait tellement pressante que je me réveillais en pleine nuit, angoissée. Alors, finalement, je cédai. "O.K., O.K.", dis-je à mon corps. Je me rendis dans une clinique à Longueuil. C'était la première fois que je remettais les pieds dans le milieu médical depuis qu'on m'avait comparée à une corde de violon. J'avais des sueurs froides, assise dans la salle d'attente de la clinique. Je me sentais petite, peureuse. Je tremblais. J'étais très surprise de mes réactions et j'étais étonnée d'avoir peur. Les souvenirs remontaient à la surface: les odeurs, les bruits, la couleur des murs, la couleur des uniformes. "Oh que je déteste ce monde." Finalement, une infirmière me fit passer dans une petite salle d'opération. L'attente prenait fin, j'allais répondre à l'appel de mon corps et ça m'apaisait. Un médecin entra, et après quelques minutes de tâtonnements, il me dit qu'une intervention chirurgicale serait nécessaire pour enlever mon stérilet, puisque la corde qui normalement sortait par le col était disparue. Ma douleur à l'abdomen ne l'inquiéta pas et il ne vit pas que j'avais déjà une infection sérieuse. Il me fixa un rendez-vous pour mon opération. Je repartis, me disant que je n'avais pas écouté mon corps et que je payais.

Je m'enfuis à Québec, au lac St-Joseph. Étendue au soleil, je ne voulais plus entendre parler de quoi que ce soit. Les mois de mai, juin et juillet avaient été une course folle pour moi. Rolfing / Bertherat / rolfing / Bertherat / partir / rolfing / Bertherat / partir. J'étais essoufflée. Ma tête était grosse. Mon corps était vidé, sans énergie. J'avais perdu l'appétit et je me sentais très loin de mon corps. Je m'en moquais. Je ne voulais plus rien faire, je voulais m'arrêter... M'arrêter au soleil et ne plus bouger. J'avais l'impression de m'être battue. Une bataille, contre qui, contre quoi? Je pensais: "Pourquoi est-ce si difficile? Pourquoi ne pourrais-je pas profiter du soleil, de l'été, sans rien faire? Pourquoi encore un autre défi? Pourquoi choisir de partir et pourquoi serait-ce mieux à Paris?" Sur mon rocher, au soleil, je regardais les autres s'amuser, je regardais ces corps bronzés qui faisaient de la planche à voile. Je regardais le travail de leurs jambes et de leurs pieds à la recherche de l'équilibre. Je regardais les dos et les bras qui forçaient pour remonter la voile tombée dans l'eau. Je les enviais de pouvoir utiliser leur corps ainsi. Je pensais "Pourquoi est-ce que Thérèse dénigre tant le sport?" Je les voyais, ces gens, s'amuser, rire, tomber dans l'eau et en ressortir. Qu'est-ce qui était le plus important?

Je me souvenais de cet hiver, lorsque j'avais patiné pour la première fois après l'opération, alors que ma jambe gauche ne savait plus comment faire. Elle ne savait plus patiner. Ma jambe droite, elle, allait toute seule, se souvenant, mais ma gauche, non, elle ne savait plus et moi non plus. Comment fallait-il faire pour patiner? Certainement glisser le pied, et après? "Merde! m'étais-je écriée, je ne sais plus patiner à gauche." J'avais ri et tout le monde aussi mais intérieurement, je paniquais. Lorsque je marchais sur les rochers, c'était la même chose, il y avait une hésitation à gauche. Lorsqu'il fallait que j'utilise la poussée de ma jambe gauche pour monter le poids de mon corps, elle hésitait. Il y avait toujours la peur, la peur maudite que ma jambe me trahisse... Je pensais "Malgré tout le travail corporel effectué, les connections nerveuses de ma jambe à mon cerveau sont encore gelées. Qu'est-ce que je fais d'être encore là à étudier plutôt que de vivre mon corps en mouvement?" Quelque chose clochait. Je devais me rendre compte bientôt que ma fuite était le calme avant la tempête.

L'urgence. Les murs blancs. L'odeur de l'éther. Les infir- mières: salpingite aiguë. Je délire, la douleur est atroce, elle a atteint la cage thoracique. Je crois que je vais mourir. Une fille sur le lit voisin se réveille, elle avait essayé de s'enlever la vie. Elle répète sans cesse: ce n'est pas vrai, ce n'est pas vrai. Je ferme les yeux, un leitmotiv sur les lèvres: "je veux vivre, je veux vivre, j'aime la vie." Je m'analyse: "pourquoi suis-je encore ici, dans un hôpital, qu'est-ce qui me perturbe au point de me mettre dans cet état-là?" Je me juge: "moi, Marie Lise, thérapeute, prêchant à mes clients l'écoute du corps, je ne suis pas mon propre enseignement." J'ai froid.

L'urgence était pleine, et dans leur immense sympathie, ils avaient jugé bon de me placer dans un couloir en attendant que le médecin qui m'examinerait arrivât. Enfin il était là, et alors il constata que l'infection avait atteint le foie. Le verdict: opération. Mais tout de suite ou plus tard? Devrait- on donner des antibiotiques avant? L'opération fut décidée pour le lendemain, et on me donna, par intraveineuse, les médicaments. Une chose me paraissait sûre, il fallait que je m'aide, que j'imagine ma guérison, que je regroupe mes forces, que je trouve aussi la cause de la maladie. Où était la faille, quelle bataille livrais-je encore? Quelque chose en moi clochait, mais quoi?

Je revins de la salle d'opération comme si je me réveillais de mes deux interventions précédentes. Je me débattais dans mon lit. Je parlais de mon genou, pas de mon ventre. Jamais je n'avais été plus près de la mort, mais je le niais profondément. Je refusais quelque chose, quoi? Le médecin arriva, l'air satisfait, et m'expliqua qu'incompréhensiblement, les trompes n'avaient pas été touchées et semble-t-il, j'avais peu de chances d'avoir été atteinte dans ma fertilité. Il me confia son étonnement de constater que l'infection n'avait pratiquement pas affecté l'intérieur de mon ventre. "Peut-être est-ce la position de votre bassin qui a aidé" dit-il.

Encore une fois, comme pour mes opérations précédentes, mon frère était là. Comme j'aimais l'avoir à mon chevet. Mes parents arrivèrent. Pendant mon délire, j'avais désespérément appelé ma mère, elle répondait à mon cri. Leur présence et leur amour me firent un bien immense. Et le défilé des amis. J'étais de nouveau le pôle d'attraction, c'était agréable. Dans mon lit, je méditais. Je visualisais mon ventre guéri. Je sentais mes images fonctionner à plein, et je guéris vite, très vite, me dit le médecin. Et je priais. Je retrouvais Dieu puissant en moi. Le rebirth m'avait initiée à une force divine. Je parlais à Dieu et je le remerciais.

Après l'euphorie de la convalescence, survint le doute: "Et après, ça sera quoi?". Mon cheminement lui-même était-il en cause, étais-je sur la bonne route? Y avait-il une force hors de mon contrôle qui se manifesterait? Le doute m'assaillait. Quelqu'un a dit que chaque maladie est une petite mort en tant que telle. Une petite mort, un deuil était en moi.

Je me retirai dans la maison de campagne qu'un ami avait mise à ma disposition. Je me reposais, je respirais, je pleurais aussi. Je pleurais ma réalité. J'avais commencé un travail d'introspection à l'hôpital, et je le finirais ici, à la campagne, où tout avait commencé. La maladie m'avait ôté un poids, le poids de cette bataille que j'avais menée tout l'été pour mes études de rolfing. Il fallait que je sois à la hauteur, que je réponde aux attentes de Thérèse, de l'Institut de rolfing, de ce que tout le monde attendait de moi! La pause à l'hôpital m'avait donné le temps d'arrêt dont j'avais besoin, et que je m'étais d'ailleurs toujours refusée, pour pouvoir enfin voir la vérité en face, à savoir ce que moi, je voulais vraiment. Je partis au bord de la mer où je poursuivais ma méditation. Ce que je voulais, c'était dire non! Non à Thérèse, ma mère spirituelle, non au rolfing qu'elle voulait que j'apprenne, non finalement à tout ce qui n'était pas moi. Alors j'ai tout laissé tomber. J'écrivis une lettre à Thérèse, que je terminais en lui disant que je coupais le cordon ombilical qui me reliait à elle, lui expliquant les raisons de mon refus. Elle n'a jamais répondu à ma lettre, et longtemps je lui en ai voulu de nier mon droit à l'autonomie professionnelle. Je conserve malgré tout un profond respect pour cette femme qui m'a toujours si bien aidée et épaulée dans mon processus de vie.

CHAPITRE 13

New York

A mon retour du bord de la mer, une constatation me frappa: je n'avais aucun projet en vue, incroyable! Je continuais à donner mes classes d'anti-gymnastique et c'était tout. Je n'avais rien d'autre à faire. Mon désir de partir, de découvrir, me tenait encore. Toutes mes attaches étaient coupées, et je me sentais soulagée d'un très gros poids: celui de ne pas me sentir obligée envers qui que ce soit; je m'étais libérée. Si le rolfing m'intéressait toujours, je sentais que ce n'était pas un outil indispensable dans mon évolution. C'est si dur pour un rolfeur de pratiquer son art que la pensée de pouvoir malmener mon propre corps en exerçant le rolfing m'était intolérable. Je voulais aller ailleurs, poursuivre mon évolution, parfaire la rencontre avec mon être. Aussi, je voulais dépasser le stade physique de l'anti-gymnastique, étudier en profondeur, pour moi et pour les autres, cette chimie de la relation corps-mental, faciliter à mes clients l'intégration des émotions que le travail physique pouvait soulever en eux. Je pensais aussi que la poursuite de mes études clarifierait mon attitude face à un groupe, c'est-à-dire que je pourrais me mettre en évidence devant plusieurs personnes, sans que ma personnalité en soit modifiée pour autant. Je décidai qu'il serait opportun de suivre une session de formation sur le groupe. Je fixai mon départ aux alentours de janvier 81. Deux jours plus tard, je rencontrais Bob. Je l'avais connu durant un atelier de rebirth qu'il dirigeait, et j'avais une pleine confiance en lui et en ses capacités. Il avait créé un cours de formation en *leadership* qu'il me proposa de suivre à New York.

J'arrivai à New York en février. Je n'aimais pas cette ville énorme, gigantesque même. Le lendemain était le jour fixé pour notre premier rendez-vous chez Bob et sa femme Mallie. Je fus introduite auprès des quatorze personnes avec qui je partagerais les six prochains mois de ma vie, durée du stage. Je pouvais difficilement imaginer passer tant de temps avec des étrangers. Qui étaient-ils? Étais-je à ma place dans ce salon?

Les buts de l'atelier étaient multiples:
- comment diriger des groupes
- comment être soi-même face à un auditoire
- comment éviter de jouer un rôle lorsqu'on dirige
- comment "vendre" nos services
- comment prendre conscience de ce qu'est l'amour et l'acceptation inconditionnelle d'autrui.

Programme chargé. De plus, je devais m'intégrer dans la ville, me trouver un appartement et du travail.

L'image que les Américains avaient de moi était flatteuse. Ils me voyaient belle, gracieuse, douce. Ils voulaient me ressembler, avoir mon corps, bref, ils voulaient ma recette. C'est alors que j'introduisis l'anti-gymnastique. Plus anti-américain que ça, impossible. Surtout que j'expliquais que les mouvements n'étaient rien sans un esprit positif, en accord avec les exercices, et que ça m'avait pris plusieurs années à atteindre l'harmonie qu'ils percevaient. Malgré tout ça, ils voulaient avoir mon corps. Un mois après mon arrivée, je donnais mon premier cours.

La formation démarrait lentement. J'avais loué un loft dans Soho, suffisamment grand pour que j'y enseigne. Bob y donnait aussi l'atelier, j'étais donc dans le feu de l'action en permanence. La vie à New York! Allais-je pouvoir répondre à mes premiers besoins, manger, m'adapter? Pourrais-je enseigner en anglais? Je reconnaissais dans mon attitude la détermination qui m'avait si bien servie durant ma maladie. J'avais confiance en moi, je savais que je pourrais gagner de l'argent. Le besoin de survivre qui confrontait la majorité du groupe avait permis d'établir un système d'entraide entre les membres. Tout le monde faisait quelque chose pour tout le monde. Il est fascinant de constater l'attitude animale de l'être humain face à une situation anormale. Je pouvais séparer le groupe en 3 catégories: la première, dont je faisais partie, avait choisi de se battre. Nous faisions notre budget, nous évaluions combien il nous faudrait pour vivre, nous nous organisions pour emprunter de l'argent, nous préparions des stratégies pour nous introduire sur le marché new-yorkais. La deuxième catégorie comprenait les personnes qui se laissaient aller, qui abandonnaient la partie avant de l'avoir commencée. Elles voyaient tout en noir et se refermaient sur elles-mêmes. Elles étaient incapables d'agir. Il y avait enfin ceux qui n'hésitaient pas à demander une aide pécuniaire à l'extérieur, aux parents, aux amis. Ils fuyaient leurs responsabilités. Il est intéressant de vérifier ainsi la théorie sur l'inhibition de l'action de Henri Laborit qui décrit les réactions possibles d'un animal face à une situation donnée et qui sont les suivantes: la combativité, l'inhibition de l'action et enfin la fuite. Ainsi les gens de la deuxième catégorie développaient-ils toutes sortes de petits symptômes: rhumes, diarrhées, perte de poids, migraines. C'étaient eux aussi qui blâmaient le plus souvent Bob et Mallie, les rendant responsables de leurs malheurs. Par contre, le groupe des personnes agressives et défensives semblait en "santé", même si tendu. Il serait faux de dire que l'optimisme était constant. Chacun vivait des moments de laisser-aller, de dépression où tout était noir, mais cela passait assez rapidement. C'était le groupe qui, malgré les problèmes de survie, réussissait à jouir de New York et à s'amuser. Ce groupe consacrait peu d'énergie à blâmer les autres. Pour ma part, j'étais totalement consciente que j'avais choisi cette formation. J'assumais mon choix.

L'atelier était commencé depuis un mois. Les courants de sympathie, phénomène normal dans un groupe de personnes, contribuaient à la formation de sous-groupes. La sécurité grandissante que chacun éprouvait dans sa vie quotidienne faisait que l'entraide qui régnait au début n'existait plus. Chacun puisait maintenant dans sa propre force. Malgré tout, cette fragmentation n'affecta jamais la sympathie qui régnait entre tous les membres du groupe. La stabilité émotionnelle qui s'installait dans le groupe permit à la majorité de ses membres, dont moi-même, de développer un "réflexe d'introspection" presque involontaire, mais qui était amené par l'atmosphère qui régnait.

Tout commençait à bien fonctionner pour moi. J'avais maintenant deux groupes en anti-gymnastique ainsi que quelques clients individuels. Financièrement j'étais bien assise, j'avais un appartement, si bien que sans que je m'en aperçoive, ma personnalité se gonflait et je me sentais devenir supérieure. Ce sentiment influençait ma relation avec les autres. Je me sentais supérieure à ceux qui en arrachaient encore; par contre, je me sentais inférieure à ceux qui étaient établis depuis longtemps à New York. Je sentais que j'allais réussir et j'en éprouvais une grande fierté et même un certain orgueuil. Cependant, jamais je n'aurais osé parler de mes sentiments de supériorité ou d'infériorité, même pas à mes amis. J'adoptais une attitude "cool" et aidante, même devant ceux que je considérais inférieurs à moi-même. Je vivais en plus une relation de compétition très forte par rapport à celle qui s'occupait du travail corporel dans le groupe.

Le groupe était vite devenu une famille, avec papa Bob et maman Mallie en face de nous. Je me classais parmi les fortes du groupe parce que j'avais réussi à survivre, et à vivre même, parce que j'étais plus lucide que les autres, et que je m'étais auto-guérie. Wow! Rendez-vous compte, les autres, je me suis auto-guérie! J'étais belle et je plaisais à papa Bob, ça je le savais. Et cela aussi me rendait encore plus forte par rapport aux autres. Je me sentais différente et j'aimais cela. C'était ma force. Je gardais évidemment toutes ces pensées secrètes. Personne ne savait que je me croyais supérieure ou inférieure, car mon jeu était d'avoir l'air correcte, "O.K.", "cool", c'est-à-dire au-dessus de tout ça. Ce que j'ignorais c'était que Bob et Mallie s'apercevaient de mon manège depuis quelque temps.

Un soir où nous étions en classe, et où tout le monde parlait d'où ils en étaient rendus, une des participantes se mit à nous dévoiler comment elle prenait conscience du peu d'estime qu'elle avait pour elle-même et combien il lui était difficile de reconnaître sa propre valeur. Je sentis monter en moi un besoin urgent de parler; pourtant je savais intuitivement que si je prenais la parole, je dévoilerais tout mon jeu. J'ai pris la parole: "Moi aussi, je sens cela que je ne vaux pas grand chose." Et comme je m'entendais le dire, il y eut une voix à l'intérieur de moi qui disait: "Mais, Marie Lise, tu mens." Puis, en voyant les yeux de Bob et de Mallie, j'ai compris qu'eux ne laisseraient pas passer ce mensonge. Alors ils m'ont répondu en me demandant de dire à haute voix comment je me sentais par rapport à chacun des individus du groupe en terme de "égale", "supérieure" ou "inférieure". Il y eut un silence dans la salle. Je me sentais acculée au mur mais j'ai quand même essayé de me sauver en contant d'autres mensonges. Alors, quand je me sentais supérieure à la personne à laquelle je m'adressais, je disais "je me sens inférieure". Puis quand je sentais inférieure, je disais: "je me sens égale". Et quand je me sentais égale, je disais "égale".

Après que j'eus terminé avec chacun des individus, j'ai entendu deux voix me dire en criant: "Marie Lise, you are a liar", "Marie Lise, look at us, you are a liar". J'ai cru que j'allais mourir, mourir sur le champ. Ils avaient dévoilé mon jeu devant toute la "famille". Je croyais que le sol se déroberait sous mes pieds. J'étais à nu. Je ne pouvais plus rien dire qu'admettre "oui, c'est vrai, j'ai menti". Le ballon était totalement dégonflé. Puis, me vint un souvenir de mon adolescence où mes parents un soir avaient découvert un mensonge que je leur avais conté pendant plusieurs mois. Ils m'avaient crié que j'étais une menteuse et j'avais l'impression que j'allais perdre leur amour, comme aujourd'hui j'avais peur de perdre l'amour des gens. Au contraire, presque tous les membres du groupe vinrent me voir pour me dire que personne n'aurait voulu être dans mes souliers et qu'eux aussi avaient constaté qu'ils se sentaient supérieurs ou inférieurs aux autres et que jamais ils n'auraient osé le partager.

A partir de cette expérience, j'ai considérablement diminué mon attitude de supériorité-infériorité. Le stage se poursuivait et je me sentais devenir de plus en plus moi-même. Je me sentais bien et très proche de moi. Mes rapports avec les autres se transformaient rapidement. J'étais plus simple, plus directe. Je disais la vérité très souvent. Je n'avais plus peur de montrer qui j'étais aux autres. J'observais et j'étudiais les réactions des autres au cours des différents exercices que nous faisions. J'étudiais chez chacun la relation corps-csprit. Je voyais les corps des autres se transformer au fur et à mesure qu'ils s'adaptaient et qu'ils se libéraient des figures parentales, Bob et Mallie. Certaines personnes étaient arrivées avec des corps de bébé, encore enveloppés dans leur graisse d'enfant, et ces corps, avec ou sans anti-gymnastique, se transformaient et devenaient plus adultes. Elles devenaient plus elles-mêmes, non seulement dans leur tête, mais aussi dans leur corps. Cette transformation ne se faisait pas sans douleur. Je voyais réapparaître de vieilles maladies psycho-somatiques (asthme, migraine, par exemple) chez certains, et de vieilles douleurs chez d'autres. Il y avait des étapes difficiles, tendues, où la tension psychique, physique et émotive était au maximum. Une crise surgissait, puis un changement survenait. Et, dans les semaines qui suivaient, je voyais un changement définitif s'installer dans le corps des uns et des autres. J'étais fascinée de voir la relation corps-esprit se manifester.

Après six mois de travail acharné, le stage se termina. J'en retirais un bagage thérapeutique extraordinaire. Ma vue globale sur mon être et sur mon métier était améliorée. Ma relation avec un groupe était transformée. Par différentes mises en situation, j'ai réussi à reconnaître et modifier une attitude qui me nuisait dans ma relation avec les autres. J'avais eu à me débarrasser de ce sentiment de supériorité ou d'infériorité. Je devenais très claire, limpide, dans ma tête et dans mon coeur. Cette clairvoyance se réflétait sur les jugements que je passais sur la personne en face. Je la percevais plus aisément, sans faire de projection, dans sa réalité toute simple. D'avoir été en contact pendant six mois avec un si petit nombre de personnes, toujours les mêmes, m'avait permis d'évoluer dans une sorte de milieu expérimental, où j'avais pu observer les phénomènes de transfert, de contre-transfert et la façon dont l'esprit, alors en mouvement, peut agir et façonner le corps humain.

CHAPITRE 14

Muktananda

Après mon stage à New York, je voulais entreprendre un voyage en Inde, où se trouvent, d'après moi, tous les maîtres spiriruels. Cela me permettrait de poursuivre mon évolution dans ce domaine. Quelle ne fut pas ma surprise lorsqu'un ami me présenta à New York même son propre maître spirituel: Muktananda. C'était un petit bonhomme, court sur patte, légèrement bedonnant, au visage incroyablement beau, vêtu de rose de pied en cap. A ses côtés se tenait une jeune fille, âgée de 20 ans, d'une beauté lumineuse. Muktananda parlait, il parlait toujours en Indi, la jeune fille traduisait dans un anglais impeccable. Chacun des mots qu'il disait me rejoignait, touchait mon coeur directement. Pourtant ce n'était pas compliqué; il parlait de l'amour de soi, d'aimer son être profond, de respecter ce qu'on est. Il parlait du pouvoir de l'imagination: comment nos pensées pouvaient créer des limitations, de la douleur, des tensions, des maladies. Je me surprenais à acquiescer. Je comprenais tout cela, je l'avais expérimenté à mes dépens. Il parlait de l'importance de ne pas se prendre au sérieux, d'utiliser l'humour. Son discours était émaillé d'anecdotes, d'histoires; on riait. Il riait, il chantait, il parlait du gourou que l'on a tous à l'intérieur de soi, de cette divinité intérieure qui nous appartient et qu'il nous faut respecter. Il nous demandait de prendre conscience de nous-mêmes, de sentir la beauté et la transparence de notre être.

Je savais à quel point tout ce qu'il disait était vrai. J'avais déjà fait cette rencontre. Je savais que c'était à travers mon être que je m'étais guérie. Ses paroles étaient un baume intérieur, une confirmation de ce que j'étais. Il parlait de l'ego, il parlait de l'importance d'intégrer notre divinité dans notre vie quotidienne, notre travail, notre famille. J'ai déjà vu Muktananda mettre des adeptes à la porte de l'ashram. Il leur expliquait alors qu'ils devaient chercher aussi leur spiritualité dans leur vie quotidienne, non pas toujours en s'isolant. Il nous demandait d'être conscients des mots que l'on utilise tous les jours, d'être conscients de leur portée en nous et sur les autres. Cela me ramenait aux croyances que j'avais entretenues sur moi et sur mon corps pendant des années. Il disait que si on se promène dans la vie et qu'on se répète sans cesse que l'on est fou, on risque de devenir fou; par contre si on se répète sans cesse que l'on est beau, on va devenir beau. Il insistait sur la nécessité de faire silence au moins une fois par jour pour établir le contact avec son être et faire taire ses pensées.

Je sentais que je laissais entrer en moi ce petit bonhomme. Mes résistances tombaient, j'étais bien, calme et en paix, ce qui m'étonnait car je n'apprenais rien de nouveau. Il ne faisait que confirmer la réalité de ma guérison, la relation qui existe entre le corps, l'esprit et l'être. Et comme avant tout mouvement d'expansion de ma personnalité, une partie de celle-ci réagissait: elle résistait à la douceur et à l'amour, elle ne voulait pas s'abandonner, elle voulait garder le contrôle, elle voulait à tout prix sauvegarder qui j'étais jusque là. J'étais encore en train de la transformer.

En présence de Muktananda, je méditais et je pratiquais le chanting, sorte de son que l'on répète des dizaines et des dizaines de fois; ces méthodes amènent l'individu à développer les capacités de l'hémisphère droit de son cerveau. Le maître nous donnait la possibilité de participer à des fins de semaine de méditation. Cela se passait dans un ashram à la campagne, en banlieue de New York. Le prix qu'il chargeait était toujours ridicule, 80,00 $ pour une fin de semaine. Il considérait que l'argent ne devait pas être un obstacle entre lui et tous les gens qui voulaient le suivre.

154

J'ai toujours pensé que son attitude était le reflet de sa sincérité, et pour ça je lui en suis reconnaissante.

Durant ces méditations prolongées, j'expérimentais les sentiments les plus divers. Je me rappelle d'avoir éprouvé une fois une colère si profonde qu'il me semblait qu'un énorme nuage noir recouvrait mon âme. Je n'ai jamais pu définir ce sentiment, il venait de si loin que je l'ai surnommé "colère ancestrale." Je ne découvrais pas que de la colère à l'intérieur de moi, mais aussi toute la beauté de mon être, toute sa profondeur, une inépuisable source d'amour. Je ne savais jamais à quoi m'attendre d'une méditation à l'autre; tout comme lorsque je faisais mon heure quotidienne d'anti-gymnastique, je ne savais jamais ce qui pouvait surgir de cette rencontre avec moi-même. Parfois c'était de la douleur, d'autres fois de grandes joies. Je savourais la détente que m'apportait le fait de méditer. C'était à la fois semblable à l'apaisement du système nerveux que je pouvais ressentir lors du mouvement et c'était aussi tout à fait différent. Je sentais que tout comme l'anti-gymnastique, la méditation me grandissait inté-rieurement et me redonnait beaucoup de vitalité et d'énergie, même si la rencontre avec moi-même pouvait être difficile. Je me sentais aussi beaucoup plus sensible aux autres, comme si le fait de méditer avait aiguisé mes sens. Ma relation avec mes clients en était de beaucoup améliorée. Chaque fois que je me penchais pour saluer Muktananda, j'avais maintenant l'impression que je me saluais, que je saluais ma divinité, mon être. Etre en son contact me faisait découvrir des choses incroyables sur l'énergie. Je sentais parfois un vent d'énergie balayer mon corps; je me retournais pour regarder et c'était Muktananda qui pénétrait dans l'auditorium par la porte d'en arrière. A tout coup, je n'en revenais pas. Je ne pouvais expliquer ces phénomènes mais je savais que je n'avais pas fait d'hallucinations. J'avais senti un vent énergétique me balayer le corps. Etait-ce que son énergie était si pure? S'il était si pur, si fort, pourquoi avait-il le corps qu'il avait? Pourquoi avait-il mal au dos comme tout le monde? Pourquoi avait-il eu des troubles cardiaques et pourquoi allait-il en mourir? Je me posais ces questions et je n'y trouvais pas de réponses sauf celle-ci: lui, le gourou, était aussi humain que tous les autres.

Ces réflexions me ramenaient à la phrase que j'avais souvent entendue pendant la session de Formation avec Bob: "Vous n'êtes pas seulement votre corps - You are not only your body." J'avais si souvent entendu dire (par des rolfeurs, des méziéristes et bien d'autres thérapeutes corporels), que si notre corps est mal aligné, si le sacrum est déplacé, si la tête n'est pas dans son axe, etc., alors on se sent mal dans sa peau. Je regardais le corps de Muktananda, et je voyais, avec mes yeux professionnels habitués, les problèmes qu'il pouvait avoir mais cela ne diminuait en rien sa personnalité spirituelle. C'était bon pour moi d'affronter cette idée-là: *mens sana in corpore sano*. Est-ce qu'une personne alignée est nécessairement illuminée (élevée spirituellement)? Non. Il est vrai que depuis le début de mon séjour à New York, j'en avais vu de tous les genres. J'avais rencontré des gens tout tordus, remplis d'arthrite, ce qui n'enlevait rien à ce qu'ils étaient et j'avais vu des gens ayant des corps superbes, très alignés selon les critères de Mézières et d'Ida Rolf, mais qui avaient une conscience peu développée. A l'époque cela avait soulevé chez moi une grande confusion, moi qui avais subi une transformation physique et psychique de pair, moi qui croyais que l'un n'allait pas sans l'autre. J'avais de la difficulté à accepter qu'on puisse rencontrer des esprits sains dans des corps non sains et des corps sains avec des esprits plus ou moins conscients. Et les mots de Bob me revenaient: "You are not only your body. You are much more than that."

Il y avait là matière à réflexion et à observation. Je savais qu'il existait un lien entre le corps et l'esprit. Muktananda avait bien dit que même les mots que l'on affirme quotidiennement peuvent nous rendre malades émotivement et physiquement. J'avais le genou gauche limité; même après trente rolfing et plusieurs mois de Mézières, il ne pouvait pas retrouver une complète amplitude de mouvement, et de ce fait, j'avais toujours le sacrum légèrement déplacé, l'omoplate gauche aussi et une déviation des vertèbres cervicales. C'était ma réalité physique. Cet état enlevait-il quelque chose à qui j'étais? Non, cela ne pouvait m'influencer que si je me laissais influencer par la limitation physique que j'avais. Cela ne me changeait pas: j'étais beaucoup plus que mon corps et ses limites, et que les émotions, douloureuses ou joyeuses, qui cheminaient en moi quotidiennement. J'avais avant tout une essence, que pensées, émotions et manifestations pouvaient brouiller ou laisser transparaître, mais non changer.

Muktananda m'a enseigné la méditation, m'a renseigné sur le fonctionnement interne de l'âme, ce qui m'a rassurée sur la justesse de mon cheminement. Il a été pour moi un moyen, un catalyseur qui m'a confirmé dans la prise de conscience de mon être. Si je n'ai pas intégré le gourou en moi, si je ne le traîne pas dans ma vie, je vis d'après ses préceptes. Avec lui je suis partie à la reconnaissance de mon essence divine, essence qui continue de m'habiter chaque jour, chaque minute de mon existence.

CHAPITRE 15

Les premiers pas vers une méthode originale

C'est à New York que je commençai à mieux définir ma façon de travailler avec les gens, en individuel et en groupe. Je passais beaucoup de temps à travailler et à réfléchir sur ma façon d'approcher les gens, avec leurs douleurs, leurs tensions et leur relation insatisfaisante avec eux-mêmes et leur corps. Je lisais Wilhelm Reich, l'*Analyse caractérielle* (4), et je faisais beaucoup de liens avec ce qu'il observait et ce que je voyais chez mes clients, entre autre dans le travail individuel. Je sentais que je cernais de plus en plus chez moi et chez les autres la relation corps - émotions - pensées.

Mon travail en individuel ressemblait beaucoup à une "psychanalyse corporelle" dans laquelle l'individu travaillait les mouvements devant moi. J'étais toujours en dehors du champ de vision du client. J'observais à travers ses mouvements ce qu'il disait, je notais combien souvent les mots prononcés avaient un lien avec les mouvements du corps. Je tenais compte de tous ses mouvements involontaires pendant son travail corporel, mouvements qui sont d'une importance très grande car ils expriment le langage spontané de l'organisme vivant. Mes lectures sur les cuirasses musculaires me faisaient comprendre la profondeur de l'influence du mouvement d'anti-gymnastique non seulement sur la structure physique de l'individu mais aussi sur sa structure affective et corporelle. J'étais profondément émue par ce que je voyais: cette union étroite entre le corps et l'esprit que l'on retrouve dans la chair de l'individu. Je me sentais très capable de suivre mes clients dans cette "psychanalyse corporelle", en ayant moi-même vécu une. Je faisais confiance à mon intuition, ainsi qu'à l'organisme de mon client et aux mouvements d'anti-gymnastique pour les avoir tant expérimentés. J'étais aux aguets des structures mentales et émotives, des croyances profondes que l'individu peut exprimer involontairement. Je savais par expérience que le langage que le client pouvait tenir, ce qu'il pouvait affirmer, son attitude par rapport à son corps, à sa santé et aux changements biologiques qui se produisaient, son attitude par rapport à la vie, à lui-même et aux autres, tout ceci pouvait nuire ou aider l'organisme à la recherche de plus d'air, de plus de circulation, de plus de vie. Le corps et l'esprit savent comment se guérir ou s'auto-détruire. Je disais souvent à mes clients, qui étaient surpris des transformations physiques qu'ils vivaient, cette phrase: "Vous savez, le corps est très malléable, l'esprit l'est moins."

A l'époque, je travaillais avec un rolfeur qui souvent me référait des clients avec lesquels il éprouvait certains problèmes, surtout d'ordre psychologique. Le rolfing n'arrivait pas à débloquer certaines structures affectives ou physiques. Soit que le rolfing était trop dur pour le corps ou trop direct pour l'esprit, soit que la personne tînt à garder en place une structure physique déficiente pour se protéger affectivement. Les clients arrivaient trop facile-ment à décrocher, à arrêter le processus amené par le rolfing. C'est pourquoi je croyais aux mouvements d'anti-gymnastique qui étaient à la fois subtils, doux, profonds et qui demandaient à la personne de s'abandonner, de respirer. J'avais l'impression que, moins agressants, les mouvements réussissaient à pénétrer la cuirasse musculaire et à tranquillement dénouer ou modifier les structures af-fective et mentale sous-jacentes. Je croyais aussi à mon rôle qui était d'accueillir ces modifications. Ma présence n'avait rien d'agressante en ce sens que je ne touchais pas l'individu et que je n'étais pas la personne qui provoquait l'ouverture

162

par une manipulation quelconque. Je revoyais certaines personnes qui avaient reçu du rolfing, six mois ou un an après. Malgré des changements profonds qui s'étaient installés, l'individu revenait parce que son corps avait retrouvé de vieilles postures, peut-être jamais aussi prononcées qu'avant, mais comme il n'avait pas vraiment changé, son corps avait tendance à revenir d'où il était parti.

Témoin de tout cela, je croyais de plus en plus que mon travail consistait à guider l'individu pour l'aider à retrouver autre chose qu'une structure physique différente. Je ne niais pas qu'un changement profond dans la structure physique amenât aussi un changement dans la structure psychique de l'individu et vice versa. Je croyais en une prise en charge de l'individu concernant sa relation corps-esprit et en sa volonté de se transformer en même temps sur les plans physique et psychique. Lorsque mon ami rolfeur parlait de mon travail à ses clients ou qu'il tentait de m'adresser certaines personnes qui selon lui avaient besoin d'un guide sur ce plan, souvent la peur, ou l'indifférence, ou le retrait, ou l'interrogation s'installaient sur leur visage. Ils préféraient que quelqu'un arrange leur bassin ou leurs épaules régulièrement plutôt que de s'en occuper eux-mêmes. Ils préféraient remettre leur corps entre les mains du spécialiste qui, lui, faisait son job et le tour était joué. Je comprenais leur attitude car cette prise en charge n'est pas la voie la plus facile, ce n'est pas aussi sécurisant que de se laisser manipuler par quelqu'un. Les gens que j'avais comme clients étaient souvent des personnes qui, comme moi, n'avaient plus tellement le choix. Il leur fallait consulter quelqu'un car elles pouvaient difficilement fonctionner avec leur maladie, la douleur physique qu'elles éprouvaient, la tension continuelle, l'épuisement et le malaise dans la relation qu'elles entretenaient avec elles-mêmes.

Plus de femmes que d'hommes venaient consulter. Les hommes new-yorkais étant plus ou moins ouverts à cette vision, eux préféraient le rolfing, le massage ou... le culturisme. Les femmes semblaient plus intéressées à se prendre en charge. La plupart de ces gens avaient l'avantage de croire en Dieu et cette foi les aidait à croire en leur pouvoir de se guérir et leur donnait du courage, de la persévérance et de la combativité: trois éléments importants dans une démarche d'auto-guérison. Cet état d'esprit, que je n'ai rencontré nulle part ailleurs, est typique aux Américains et permet l'éclosion d'une multitude de thérapies nouvelles.

Comme je sentais le besoin d'intégrer tout ce que j'avais vécu, vu et observé pendant les derniers mois et comme en même temps je désirais rester fidèle à ce que j'avais appris et surtout vécu chez Thérèse, alors, je décidai de voler de mes propres ailes et de créer un premier atelier que j'intitulai "relation corps-mental"; je dis premier car un deuxième "bébé" naquit de cette synthèse neuf mois plus tard.

Une partie importante de mon processus d'auto-guérison avait été de reconnaître et de transformer les pensées que j'entretenais sur mon corps, en particulier il avait été important de constater à quel point je m'identifiais au corps de ma mère. Cette prise de conscience m'avait permis de briser le cercle vicieux dans lequel j'étais. Je croyais à l'importance de travailler le corps pour rejoindre l'esprit et les émotions mais j'avais aussi vérifié personnellement l'importance de travailler et de transformer la pensée pour rejoindre l'émotion et transformer la cuirasse musculaire. Je croyais aux deux et, pour moi, l'intégration des deux modes de fonctionnement m'avait apporté des résultats importants en termes de transformation physique et psychique. J'avais été témoin, pendant ces six mois de formation, de grandes transformations physiques chez les participants sans qu'ils aient pour autant à travailler leur corps. Par contre, les personnes avec qui je travaillais en anti-gymnastique, et qui participaient à la formation, avaient développé une conscience plus grande de leur corps et, par le fait même, du monde de leurs pensées et de leurs émotions. Cette conscience d'elles-mêmes les aidait à

164

identifier plus rapidement leur comportement à une situation donnée. Les autres étaient plus lents parce que moins conscients d'eux-mêmes à travers leur corps.

Je croyais de plus en plus que cette transformation physique du corps devait être accompagnée d'un regard sur les croyances et les pensées profondes que l'on véhicule sur notre corps et sur nous-mêmes. Il était important pour moi que l'individu prenne conscience du conditionnement qu'il avait reçu et intégré dans la relation avec son corps. Je tenais à amener les gens qui travaillaient avec moi en groupe à jeter un regard sur la relation qu'ils entretenaient avec leur corps. Peut-être que seulement les mouvements d'anti-gymnastique réussiraient à déloger cette "crasse mentale", mais cela prendrait des années. J'avais le goût de réveiller plus rapidement la conscience chez mes participants. La formule d'une heure et demie par semaine ne se prêtait pas à cette recherche et à cette prise de conscience. Alors j'ai cru qu'un week-end intensif serait mieux adapter.

En premier lieu il faudrait aider les gens à reconnaître et à se détacher de l'identification au corps de leurs parents. Ce serait parfois impossible car je me doutais bien que les différentes personnes qui participeraient à l'atelier y seraient arrivées à différentes étapes dans leur processus d'individuation, certaines personnes n'étant pas prêtes à lâcher cette identification. Une deuxième étape consisterait à observer les effets du conditionnement psycho-social sur nos croyances, qui à leur tour agissent sur notre physique. Je sentais, et cela m'a été confirmé par la suite, que cette prise de conscience donne aux gens un sens plus profond de ce qu'ils sont en tant qu'individus, d'où la paix et le calme qu'ils ressentaient lors des séances de travail corporel. Je savais que je pouvais enrichir les participants par mon expérience et que je pouvais les guider dans une meilleure relation avec leur corps et, par le fait même, avec eux-mêmes. Il est très pénible de vivre dans un corps qui ne nous appartient pas, tout comme il est pénible de vivre une vie qui nous échappe et que l'on ne sent pas sienne. Pour se réapproprier sa vie, ne faut-il pas commencer par se réapproprier le principal: son propre corps?

CHAPITRE 16

L'approche globale du corps

Après mon retour à Montréal l'idée me vint de former d'autres personnes qui travailleraient de la même façon que moi. Pour la première fois, je me sentais prête à ce travail. Il me semblait que j'avais fait le tour et la synthèse de ma démarche d'auto-guérison. Mon but était de répandre le plus possible l'anti-gymnastique et l'approche que j'avais développée dans la relation entre le corps et l'esprit, de former aussi des gens qui demeuraient loin des grandes villes. Je voulais que cette méthode soit autant accessible à Montréal que dans le fond d'un rang.

Avant tout je cherchais des gens qui étaient ouverts à se guérir et à aider les autres à se guérir. Quand je parle de guérison, c'est l'amélioration de la relation d'amour que l'on a avec soi-même et avec les autres. Je voulais sélectionner des gens prêts à ouvrir leur coeur: mais pour ça, il faut être disposé à laisser aller les vieilles blessures et accepter de les guérir. Je recherchais avant tout chez mes élèves cette ouverture du coeur. J'étais de plus en plus convaincue que la guérison du coeur ouvrait les voies de guérison au corps humain. Il fallait donc des gens qui soient prêts à être en contact étroit avec eux-mêmes, des gens qui soient à l'écoute d'eux-mêmes, prêts à se découvrir physiquement, émotivement, mentalement et spirituel- lement. Il serait souhaitable qu'ils aient déjà entrepris une démarche de croissance personnelle, à travers l'anti-gym- nastique ou quelque autre technique; il importait qu'ils aient un sens de l'autodiscipline, le goût d'étudier l'anatomie, de travailler les mouvements et tous les autres exercices par eux-mêmes. Il leur fallait un sentiment solide de professionnalisme, un sens de la qualité du travail à fournir, condition primordiale pour un thérapeute tel que je le vois. La formation que je leur donnerais porterait d'abord sur eux puis sur leur travail avec des clients. Car pour transmettre mon approche, il fallait d'abord l'avoir vécue profondément.

J'avais à trouver un nom à l'approche que j'enseignerais. Le seul qui me venait était "l'Approche globale de l'être" car avant tout, pour moi, c'était une approche pour rejoindre l'être. Mais je me suis vite aperçue que le mot "être" était associé le plus souvent au mysticisme. Alors, puisque nous sommes des êtres incarnés, je l'ai appelée "Approche globale du corps". Pourquoi "globale" ? Parce que je ne m'arrête pas au corps. Je tiens à rejoindre le monde des pensées et des émotions, toutes vécues dans notre chair, toutes inscrites dans notre corps. Pourquoi "approche"? Parce que mon travail n'est pas une méthode scientifique mais bien une manière d'aborder l'individu par laquelle je voudrais permettre à la personne de prendre conscience en elle-même de la relation corps - émotions - pensées, afin, ultimement, de se dégager de ce qui limite son épanouissement. C'est tout ce que j'avais à offrir aux gens. Je ne prétendais pas guérir une maladie ou changer la structure physique des gens, cela ne m'intéressait pas. Je savais très bien que ce n'est pas la méthode ou l'approche qui peut guérir un individu mais que c'est uniquement par lui-même qu'il peut y parvenir. On ne peut amener une personne à un stade où elle n'a pas envie d'aller. On peut lui faire découvrir les attitudes intérieures bénéfiques pour elle mais c'est à elle que revient le choix ultime d'y aller ou de ne pas y aller.

A la fin de la première session de formation que je donnai, je pris conscience de la profondeur de cette approche. Pendant sept mois, je l'avais transmise à mes élèves, en majorité des femmes. Chacune l'avait intégrée selon sa propre individualité et c'est en partant de là qu'elle la retransmettrait. Je faisais confiance à mes élèves, car je savais que l'esprit de mon approche avait été compris. Chacune était consciente de la transformation physique et psychique qu'elle avait vécue. Elles avaient toutes progressé dans l'ouverture et dans l'acceptation de qui elles étaient. J'étais certaine que cette transformation transpirerait dans leur travail avec les autres. Elles n'avaient pas seulement vécu un apprentissage technique mais aussi un apprentissage d'amour. Mais en même temps, j'étais consciente des limites de cette transformation et des améliorations à y apporter. Je devais apprendre à être plus spontanée, à ne pas avoir peur de m'ouvrir, à ne pas craindre de perdre l'amour des autres.

Dès la fin de cette formation, je suis immédiatement partie pour Los Angeles suivre un atelier avec les Simonton. J'avais hâte de recevoir à mon tour, d'être l'élève plutôt que le professeur. Les trois premiers jours du stage de juillet étaient ouverts à tout le monde: thérapeutes, psychothérapeutes, médecins, patients cancéreux et membres de leur famille. Simonton nous expliquait et expérimentait avec nous son approche thérapeutique. Nous devions faire différents exercices tels:

- Etablir un plan de santé (sport, nutrition, relaxation, etc.).
- Examiner les buts qu'on se proposait d'atteindre à court, moyen et long termes.
- Vivre l'imagerie sur le cancer.
- Expérimenter notre capacité de pouvoir jouer.

Ces trois jours étaient un prérequis pour les thérapeutes qui voulaient suivre une formation plus approfondie. Suivait une session intensive de six jours, animée par Stéphanie et Carl Simonton, sur l'approche thérapeutique du cancer. Ce fut pour moi très important car j'eus à comprendre et à intégrer une dernière partie de mon processus d'auto-guérison qui est "la rechute." La rechute était un stade que je n'avais pas encore maîtrisé dans ma vie personnelle.

171

J'avais eu depuis quelques années des rechutes d'arthrite rhumatoïde qui avaient duré de 24 à 48 heures, et qui m'avaient toujours fait paniquer, pas assez cependant pour remettre en question ma guérison, mais suffisamment pour susciter des doutes et des questionnements. Je pris conscience, lors d'une visualisation, que je n'avais jamais voulu faire de l'introspection sur mes rechutes. Je les oubliais rapidement. Après avoir passé trois ou quatre jours à étudier la psychologie du cancer et les outils utilisés par les Simonton, nous étudiions la relation avec le client cancéreux. Premièrement, la façon dont nous, thérapeutes, pouvions réagir devant la rechute du client et deuxièmement, la façon dont nous pouvions réagir devant sa mort. Pour travailler le premier thème, nous fîmes l'imagerie suivante:

Un client se présentait et nous annonçait que les médecins venaient de découvrir d'autres métastases dans son organisme. Il paniquait.

Nous devions alors analyser, toujours en imagerie, nos réactions face à une situation pareille et notre façon d'intervenir. C'est alors que je sentis monter en moi une immense tristesse: je revivais ma dernière rechute d'arthrite, un mois auparavant. Je ressentais intérieurement toute la peur et la panique de cette journée où, subitement, je ne pouvais même plus marcher tant mes genoux me faisaient mal. En visualisant ma rechute, même si l'émotion m'étreignait, j'observais ce qui se passait. Je pouvais comprendre: premièrement, la panique que j'avais vécue; deuxièmement, comment le fait de parler de ma peur avec mes amis les plus proches m'avait aidée; et troisièmement, la cause de ma rechute.

Lorsque l'imagerie se termina, j'étais très soulagée. Je sentais que je venais de cerner encore plus mon processus d'auto-guérison. Je réalisais que la rechute est là pour faire comprendre à l'individu que la guérison est un processus quotidien, continuel, intégré à la vie de tous les jours. Ce n'est pas quelque chose à prendre pour acquis et sur lequel

172

voir la rechute est d'analyser ce qui a pu la provoquer, et partant de là, prendre les moyens pour changer les pensées ou les situations qui amenèrent un état de "non santé". Je commençais à saisir que pour être bien dans tout processus relié à la condition humaine, que ce soit guérir, être en relation avec quelqu'un, apprendre un nouveau métier ou une nouvelle technique, etc., il faut accepter l'insécurité inhérente à ce processus.

Une des journées du stage était consacrée à l'imagerie mentale; c'est le Dr Carl Simonton qui dirigeait lui-même cet atelier. Dès le début il prononça une phrase qui resta marquée à jamais dans mon expérience: "Votre santé dépend de la façon dont vous menez votre vie et la façon dont vous menez votre vie dépend de vos croyances."

J'étais estomaquée: le Dr Simonton parlait de croyances! Tout ce que j'entendais était une confirmation non seulement de ce que j'avais vécu mais aussi de ce que j'enseignais, de ce que je transmettais aux gens. Je n'étais donc pas la seule à travailler à identifier le système de croyances pour aider les gens à transformer leur réalité physique, émotive et mentale. Cette confirmation de ma théorie arrivait à point nommé. Même si je croyais profondément en ce que j'avais vécu et en ce que je trans- mettais aux autres, je me sentais marginale, à Montréal, d'agir de cette façon. Je m'étais souvent demandée si en délogeant les pensées de base et en les transformant, l'individu pouvait arriver à améliorer son état de santé. Voilà que je rencontrais d'autres gens qui comme moi croyaient la même chose et qui en plus avaient dix années d'expérience dans le domaine. Cela me faisait un bien immense. Le Dr Simonton avait expérimenté sur lui-même ce qu'il nous transmettait. Il s'était lui aussi utilisé comme laboratoire vivant, essayant différentes formes de méditation et de relaxation. Tout ce qu'il nous disait avait une touche personnelle, il nous exprimait son vécu et sa recherche continuelle d'équilibre.

La journée était basée sur l'apprentissage de l'imagerie mentale dans le traitement du cancer. Cela tombait bien pour moi qui avais tant expérimenté l'apport de cet outil thérapeutique dans la guérison. Il parlait avec nous de ses découvertes, de la forme d'imagerie qu'il utilisait et aussi de la façon de procéder avec les cancéreux. Par exemple, comment utiliser les traitements de chimiothérapie et de radiothérapie, comment les introduire dans l'imagerie, comment aussi faire intervenir le système immunologique. Puis nous avons assisté au vidéo d'une séance de thérapie. Nous avions à observer comment les patients utilisent l'imagerie et aussi les détours inconscients qu'ils prennent pour la saboter. Nous devions aussi trouver comment l'imagerie du patient reflète l'état d'âme dans lequel il est. Voici des exemples:

– Difficulté à voir sa tumeur diminuer: signe que le patient n'y croit pas ou qu'il tient encore à sa tumeur.
– Difficulté à voir ses globules blancs agir en force ou difficulté à rendre ses globules blancs agressifs: signes que le patient croit plus ou moins en son pouvoir de guérison.

J'étais fascinée par le travail de cette équipe et je sentais que leur expérience pouvait m'apporter beaucoup. A la fin de la journée, je me suis décidée à poser une question à Simonton; elle me brûlait les lèvres depuis le début de la journée. J'avais lu dans des livres portant sur l'imagerie mentale l'explication physiologique des mécanismes par lesquels elle agit sur le corps humain. Je voulais quand même poser la question, m'attendant à avoir encore plus d'informations. Sa réponse me laissa sur mon appétit, car il me répondit: "Pourquoi cela fonctionne? Je ne sais pas. Il existe différentes théories sur le sujet, mais moi je ne connais vraiment pas ces phénomènes qu'on ne devrait même pas chercher à comprendre. On ne devrait pas chercher à tout comprendre au sujet de la relation corps/mental."

J'étais à la fois déçue car je m'attendais à une belle réponse scientifique, et j'étais aussi contente, car sa réponse confirmait mon intuition: on sait que cela fonctionne et c'est ce qui est important. Je me répétais intérieurement: "Ne cherche pas à tout comprendre, Marie Lise; tu ne peux pas tout comprendre".

CHAPITRE 17

Les voies de la guérison

Je reprendrai dans ce chapitre des idées déjà abordées dans les chapitres précédents. Ces répétitions sont nécessaires à la bonne compréhension de mon approche thérapeutique. Si jusqu'à présent je vous ai relaté mon expérience d'auto-guérison, je reprends maintenant les thèmes du triangle corps - pensées - émotions de façon plus approfondie. Je parlerai aussi des transformations que j'ai eu l'occasion d'observer chez mes clients en thérapie individuelle ou bien au cours de séances régulières d'anti-gymnastique. J'aimerais souligner ici que je ne traite pas que des personnes malades. Si j'ai aidé des cancéreux, des arthritiques, j'ai aussi aidé des athlètes. En effet, les mouvements d'anti-gymnastique peuvent aussi amener des transformations profondes chez les gens en bonne santé physique et mentale.

LES PÔLES DE LA GUÉRISON

Pour moi la guérison s'articule nécessairement autour du triangle corps - émotions - univers mental dont j'ai déjà parlé. Selon moi ces trois éléments sont étroitement reliés et on ne peut travailler sur l'un d'entre eux sans toucher les deux autres. On ne le sent pas toujours immédiatement. C'est pourtant ce lien qui apparaît graduellement dans un processus d'auto-guérison.

L'UNIVERS MENTAL

L'univers mental est ce qui me distingue de l'animal. C'est lui qui me permet de fonctionner et d'exister en tant qu'être vivant et intelligent. L'univers mental est formé de toutes sortes d'images, de souvenirs, de pensées, de croyances à travers lesquelles il se manifeste et qui peuvent être plus ou moins positifs, plus ou moins négatifs. Lorsque mon univers mental est libre de pensées ou de sentiments négatifs, il reflète ma beauté intérieure, celle de mon Être profond.

L'univers mental est multiple, mais selon moi, il est principalement constitué de trois couches. Il comprend d'abord les pensées ordinaires, c'est-à-dire les pensées de tous les jours, celles qui nous servent à un niveau pratique et qui nous permettent de fonctionner dans le quotidien. C'est là un premier niveau. A un autre niveau de conscience se situent des pensées moins "innocentes"; elles sont positives ou négatives et colorent la trame des jours; on les reconnaît habituellement assez facilement, et de ce fait, nous avons le choix de nous laisser ou non influencer par elles. Une pensée négative est limitative et restreint notre expérience de vie. Une pensée positive, elle, est le plus souvent non limitative; elle agrandit notre perception de la réalité. Elle entretient chez nous l'espoir, le désir d'évolution. Elle nous fait voir la vie de façon positive et nous donne accès à tout; sans pensées positives, il est difficile d'entreprendre quelque démarche que ce soit. A un autre niveau encore, parfois conscient, mais plus souvent inconscient, existe un système de "pensées" qui détermine et façonne notre personnalité, notre manière d'envisager la vie; ce sont les croyances.

Une croyance possède des racines profondes et souvent lointaines et, bien souvent, tient lieu de réalité. Il peut même arriver que je déforme la réalité pour l'ajuster à ma croyance. Par exemple, je peux me dire "je ne mérite pas l'amour" et agir comme quelqu'un qui ne mérite pas l'amour. Je peux aussi ne pas avoir beaucoup de gens autour de moi qui m'aiment et dire "j'ai raison de penser que je ne mérite pas l'amour, regarde: personne ne m'aime"; il peut même arriver que je nie l'amour qui m'est manifesté, tellement cette conviction est forte, tellement j'y crois et demeure convaincue de sa réalité.

D'où viennent ces croyances? Elles viennent de loin. Ce sont quelquefois des jugements que j'ai posés, jeune, sur moi ou sur les autres. Ou bien elles originent du conditionnement social, familial, scolaire... On vous a peut-être dit par exemple: "tu es trop sensible; tu es fragile; il faut se méfier des gens." Et peut-être avez-vous vécu avec toutes ces idées sans jamais oser les remettre en question, jusqu'au jour où, devenu plus conscient, vous vous êtes aperçu qu'elles limitaient votre expérience et vos relations avec vous-même et avec les autres. Toutes les croyances limitatives en attirent d'autres, analogues, qui forment parfois un filet autour de la croyance première. L'identification d'une croyance et sa transformation créent un trou dans le filet et permettent éventuellement d'en déloger d'autres.

Assez souvent le système s'organise autour d'une croyance de base. Celle-ci devient bientôt renforcée par des idées associées, qui sont souvent des conséquences de la croyance première. Voici un exemple d'un tel système: "je suis une personne fragile, donc je ne peux pas voyager; je ne peux pas faire ceci ou cela car je suis fragile; il faut que je mange bien tout le temps donc je ne peux pas aller au restaurant ou aller souper chez des amis, parce que si je n'ai pas tant de protéines par repas, je ne me sentirai pas bien, vous le savez, je suis une personne fragile; c'est ce que ma mère me dit depuis mon enfance. Mais oui, c'est vrai, parce que l'autre jour je n'ai pas bien mangé et j'ai attrapé une grippe. Vous voyez combien fragile je suis..." C'est là un système associé à la croyance de base "je suis une personne fragile." N'est-ce pas exténuant? Souvent, en cherchant à transformer les idées moins fortes telles "je ne peux pas voyager" ou "je ne peux pas aller manger chez un tel ou une telle", on vient à découvrir la croyance profonde qui sous-tendait toutes les autres; car même si les idées associées demeurent puissantes, elles sont souvent moins solidement ancrées que la croyance de base, et il est parfois plus facile de s'attaquer d'abord aux idées associées pour arriver à transformer une croyance.

LE MONDE DES ÉMOTIONS

Le monde des émotions est directement relié à l'univers mental. L'émotion est nécessairement associée à une croyance, une expérience, une conclusion ou une décision intérieure. Il n'est pas toujours facile, lorsqu'on est aux prises avec une émotion, d'identifier la croyance, le système de croyances ou les images qui la sous-tendent. Par contre j'ai observé, chez moi et aussi dans ma pratique, qu'en devenant plus perméable à ses émotions, c'est-à-dire plus sensible, on réussit plus facilement à trouver l'image, l'expérience ou la croyance qui a entraîné un état émotif donné. Malheureusement, on a souvent peur de ses émotions et on craint d'affronter l'émotion du moment. On ne se sent pas bien, sans trop savoir pourquoi. Il est en effet difficile, lorsqu'on est coupé depuis longtemps de ses sentiments intérieurs, d'identifier ses états émotifs. Tout comme l'individu peut rester figé dans un système de croyances, il peut aussi rester figé émotivement. J'ai rencontré dans ma pratique des gens qui étaient profondément tristes depuis dix, quinze, vingt ans. Ils souriaient souvent, mais à travers la thérapie je pouvais me rendre compte de la tristesse profonde, stagnante qu'ils vivaient, souvent inconsciemment, depuis des années. J'ai aussi rencontré des gens qui, sous des apparences de douceur, étaient remplis de colère. Moi-même, en remontant ma spirale de guérison, je me suis butée à une première couche d'émotions cristallisées en tristesse. Quelques mois plus tard, j'ai découvert de la colère et ce n'est que quelques années après que j'ai pu abandonner la haine profonde, mêlée de ressentiment, que je nourrissais.

Si les émotions étaient vécues purement, naturellement, moins de gens seraient empoisonnés émotivement et mentalement. Souvent les émotions ne sont pas vécues comme telles, simplement parce que la raison s'en mêle. Supposons qu'une situation me mette en colère, mais que je ne l'exprime pas car je pense que ce n'est pas correct d'être fâchée. Je retiens alors ma colère et celle-ci se retourne contre moi. Lorsque des jugements se mêlent aux émotions, je m'éloigne de la source de mon émotion; j'y ajoute même une autre dimension, car les jugements que je porte sur mes émotions sont eux-mêmes émotifs. Alors au lieu d'expérimenter de la colère, je vis de la tristesse. A cause des jugements que je porte sur ma colère, je deviens triste d'être en colère. C'est tout un méli-mélo. Imaginez un peu la confusion intérieure qui en découle. Les jugements que je porte sur ma colère peuvent même l'aggraver et m'éloigner encore plus de la source première de cette émotion; c'est alors l'escalade des sentiments. J'ai parfois rencontré des gens qui jugeaient les jugements qu'ils avaient eus à propos d'une émotion première. J'appelle cela un sentiment au troisième degré.

Il est important de s'interroger sur la façon dont on considère ses émotions. Prenons un exemple. Votre éducation a-t-elle fait de vous un être doux et aimable? Vous pensez que certaines émotions, telles l'agressivité et la peur, sont des émotions négatives, et chaque fois que vous sentez ces émotions monter en vous, vous avez tendance à les arrêter, vous cherchez à les retenir, à les étouffer, elles, et toutes les pensées qui les sous-tendent. Non seulement, vous refoulez ces émotions, mais vous les jugez. Elles se retournent alors contre vous et recouvrent votre émotion première de sentiments additionnels qui ont souvent la couleur de la culpabilité et de la haine de soi.

Dans mes ateliers je propose un exercice aux participants: je leur demande de répondre par écrit aux questions suivantes: " Qu'est-ce que je pense de moi quand je ressens de la tristesse? De la colère? De la peur? De la joie?" On peut aussi modifier la question de départ et se demander comment on réagit devant quelqu'un qui vit de la joie, de la tristesse, de la colère, de la peur. Il arrive souvent que les réactions face aux autres reflètent les réactions que nous aurions eues dans une situation donnée.

Les émotions changent l'équilibre chimique du corps et libèrent des hormones dans le sang. Les émotions font partie intégrante de la vie, on ne peut vivre sans émotions; on peut cependant apprendre à les utiliser. Nous avons le choix de les accepter ou de les nier. Mais nier ou refouler ses émotions ne peut les neutraliser; celles-ci continuent à agir sur nous. Le seul fait de désirer être plus conscient et de prendre en main sa réalité intérieure et sa vie en général peut suffire à générer assez d'énergie pour commencer un processus de transformation. Voici ce que je dis à mes élèves à ce propos: "N'ayez pas peur de vous réveiller et de regarder de quoi vous êtes faits. Personne ne peut le faire pour vous. Vous seuls avez ce pouvoir. Vous pouvez croire qu'être en santé c'est être toujours joyeux, rationnels, gentils, bons; ne jamais montrer son désappointement, ne jamais pleurer, ne jamais être en colère. Cette croyance à elle seule peut vous amener à nier les mouvements spontanés et naturels qui font partie de votre personnalité. Etre en santé, c'est s'aimer tel qu'on est, dans tous les moments successifs de sa vie, que ce soit en colère, heureux, malheureux, triste, rieur, fou, logique, rationnel, intuitif, créatif. C'est s'aimer avec ses manques, son manque d'amour de soi et des autres, ses refus de s'ouvrir, son plaisir à le faire. On ne peut atteindre une vie spiri-tuelle intense, on ne peut accéder au bonheur en niant la nature de ses émotions, de ses pensées et de sa réalité physique. N'ayez pas peur de ce qui surgit de vous: émotions, pensées, images, douleurs, plaisirs... Donnez-vous la permission de vous sentir. Soyez votre propre laboratoire. Vous craignez de ne pas arrêter de pleurer si vous laissez aller votre tristesse? Si c'est le cas, c'est qu'il est grand temps que vous laissiez sortir votre tristesse."

J'ai souvent travaillé avec des gens qui sont submergés par un sentiment profond qu'ils refoulent. Je leur propose alors de consacrer à l'émotion refoulée un moment de leur journée – ne serait-ce que dix minutes – pour se permettre de la vivre pleinement. Celle-ci reçoit alors l'attention dont elle a besoin et aura moins tendance à envahir le reste de la journée. Je leur dis: "Permettez-vous d'être triste ou en colère une heure par jour et puis après continuez votre journée, et si l'émotion revient en force, parlez-lui et dites-lui que demain à telle heure vous avez rendez-vous avec elle et revenez à vos tâches quotidiennes."

LE MONDE DU CORPS

On considère souvent que l'univers mental se limite à ce qui se passe dans la tête et qu'il n'a aucune influence sur le corps. Qui, par exemple, pourrait imaginer qu'une pensée ou un souvenir vive dans le coude, le genou ou l'orteil? Pourtant quand on fait l'expérience de l'anti-gymnastique, du rolfing, du mézières, on se rend vite compte que beaucoup de pensées et que beaucoup d'émotions sont inscrites dans le corps. Les gens croient généralement que les idées ont peu de rapport avec le corps: le corps est physique, les idées ne le sont pas. Un travail corporel en profondeur révèle rapidement que le corps n'est pas seulement un outil ou le réceptacle de l'esprit, mais qu'il est l'incarnation de ce dernier. Notre corps, le corps que l'on a, est l'expression de ce que nous sommes intérieurement. Si je pense " J'ai peur des autres", mon corps trahira cette pensée; si par contre je crois profondément que les gens qui m'entourent sont là pour me faire du bien, mon corps sera plus dégagé.

Notre corps a sa vie propre et sa conscience; il grandit suivant sa propre nature, tout comme une fleur. Il sait comment se guérir – encore faut-il le laisser agir. C'est pourquoi je ne cesse de répéter à mes clients en quête de mieux-être: "Aimez votre corps, donnez-lui de l'attention, de l'amour, aidez-le à se guérir, à vous guérir."

Lorsqu'on s'engage dans un travail corporel qui va en profondeur, il arrive qu'un problème qu'on croyait avoir réglé au moyen d'une thérapie verbale, ressurgisse. C'est que le problème n'était pas réglé jusque dans la chair. Il faut alors revivre les mêmes émotions, les mêmes mots, les mêmes images qu'en thérapie verbale. Mais ici, c'est le corps qui est travaillé et le problème auquel on s'était adressé auparavant avec d'autres outils et à un autre niveau possède une correspondance dans les épaules, dans le dos... Partout dans notre corps, dans notre dos, dans nos fesses, dans nos épaules, dans nos bras, dans nos hanches, nos jambes et nos pieds, sont enregistrées des croyances, des émotions, des images dont nous n'avons aucune conscience. Des événements auxquels on ne pense plus, des jugements qu'on a posés dans sa jeunesse, des souvenirs malheureux et heureux, des attitudes profondes apparaissent lorsqu'on travaille le corps, lorsqu'on détend les muscles du bassin, qu'on étire ou qu'on allonge les jambes, qu'on assouplit les pieds, qu'on sent vraiment le sol; tout ceci fait tranquillement ressurgir à la conscience ce qui était là et qui nous empêchait de nous sentir enraciné dans le sol, d'avoir des épaules détendues, une cage thoracique ouverte, des hanches souples, des jambes et des pieds qui nous supportent bien.

Le cheminement vers la conscience du corps est différent pour chacun. Certains le vivent petit à petit, de semaine en semaine. D'autres ne sentent rien pendant quelques semaines et tout à coup, ils se sentent profondément modifiés. Leur corps, leur personnalité, leurs attitudes vis-à-vis d'eux-mêmes et vis-à-vis des autres ont changé. D'autres encore observent en eux des changements non pas physiques mais psychiques, se mettant à vivre ou à ressentir des émotions jamais éprouvées auparavant. Certains ne sentent rien mais leurs amis ou leurs parents leur font remarquer que des changements sont intervenus. A ce moment de leur transformation, certaines personnes retournent en thérapie psychologique pour finir de régler leur problème; d'autres continuent simplement le travail d'anti-gymnastique. Généralement, une personne qui a déjà entrepris un travail sur son corps, possède un outil précieux, elle sait qu'elle peut laisser circuler les émotions ou les pensées qui sont en elle et elle peut continuer à travailler la région où s'est incarné le problème, pour finalement la libérer à tout jamais de cette mémoire corporelle.

Tout travail corporel se déroule de façon distincte pour chacun, rejoignant l'individu dans son corps, son esprit et ses émotions de façon originale. Il semble pourtant se dégager des étapes par lesquelles passent toutes les personnes qui décident d'entreprendre ce genre de démarche.

LES ÉTAPES DE LA GUÉRISON

J'ai nommé la première étape, la découverte; c'est le moment de la prise de contact avec son univers intérieur. Vient ensuite une phase d'épuration, de rééquilibration, qui enclanche le processus de transformation. Commence alors une période d'attente qui aboutira à une transformation plus palpable, l'intégration. Le passage d'une étape à l'autre n'a rien de linéaire. Le processus de transformation, ou de travail sur soi, s'inscrit d'abord dans les couches plus superficielles de l'être et atteindra progressivement des couches plus profondes. A chaque niveau, pourront se revivre certaines de ces phases.

LA DÉCOUVERTE

L'individu qui commence à travailler son corps doit d'abord le rencontrer; il découvre ses points de tension, les régions gelées, étouffées, difficiles à travailler, et celles qui sont faciles d'accès, parce que plus ouvertes. La rencontre est parfois heureuse et quelquefois douloureuse. Tout est nouveau. On éprouve de nouvelles sensations de bien-être, de circulation d'énergie, d'ouverture, d'espace. On découvre les possibilités merveilleuses de son corps, on a envie de l'habiter. On apprend à connaître sa réalité physique, le comment de son corps, la souplesse ou la raideur de ses muscles, la beauté de sa cage thoracique qui s'ouvre, la profondeur de sa respiration libérée, la grandeur de ses pieds enracinés au sol. C'est une rencontre capitale et il nous importe peu qu'elle comporte des moments difficiles.

En fait, commencer un travail corporel initie un long processus; ce sont les premiers moments d'un apprentissage d'acceptation de soi, de laisser-faire, d'abandon et d'amour de soi. Ce sont aussi les premiers moments d'une reconquête du corps et de son Être. Ces découvertes comportent cependant des moments de douleur ou de frustration, lorsqu'une région du corps ne veut pas s'ouvrir ou ne veut pas bouger comme on le désire. C'est alors que les jugements surgissent, parfois brutalement. On se trouve trop raide, on n'accepte pas la douleur qu'on rencontre à peu près partout, on ne peut pas croire qu'on soit aussi mal en point. C'est à ce moment-là que certains abandonnent; ils ont peur de ce qu'ils pourraient trouver et ils ne se sentent pas prêts à vivre la douleur toujours possible. En effet, lorsqu'on commence un travail d'anti-gymnastique, on est invité à aborder l'inconnu de son corps. Un long travail d'exploration et de recherche commence, un travail lent, qui se fera le plus souvent dans la solitude. Le thérapeute sert ici, et tout au long du processus, de guide qui aide à cheminer dans ce travail, et qui sait percevoir la personne dans ses dimensions multiples.

La durée de cette première étape varie d'un individu à l'autre et dépend de la relation qu'on entretient avec son corps. L'acceptation de soi, la confiance dans le travail entrepris et le désir de se connaître, facilitent grandement le processus. C'est à travers ce "voyage" que la personne découvre l'abandon ainsi que l'intelligence musculaire de son corps, et qu'elle apprend à travailler son corps non avec sa tête, mais avec son corps.

LA RÉÉQUILIBRATION

Après la découverte débute le déblayage, c'est-à-dire l'élimination de tout ce qui a été accumulé et qui nuit au bien-être corporel. Notre corps a en effet ses cuirasses; elles se sont formées à partir d'attitudes et de comportements mentaux, émotifs ou physiques, qui ont tous une résonnance dans notre corps; ainsi, l'utilisation inadéquate du corps, l'entrave des mouvements occasionnée par certains métiers et certains sports, la mauvaise posture, rendent plus rigides, à la longue, certains muscles et ont pour effet de figer les articulations dans des positions incorrectes. Nous avons tous des cuirasses, personne n'y échappe. Les cuirasses étouffent l'énergie vitale qui circule en chacun de nous, ralentissent la circulation dans certaines parties du corps et bloquent l'énergie. Des surplus d'énergie s'accumulent alors à certains endroits et d'autres régions perdent de la vie. On peut facilement localiser les stases dans un organisme. Ces régions ne respirent pas, la peau y est décolorée, tirée, non vivante, des tissus adipeux et la cellulite s'y logent; aussi, ces régions manquent souvent de souplesse, s'infectent plus facilement et sont plus sensibles à la douleur, à l'inflammation, aux sensations de froid ou d'engourdissement. Souvent les gens l'expriment facilement: "Je me sens gelé dans cette région de mon corps." D'après moi, toute zone corporelle malade est cuirassée; l'énergie de vie n'y circule pas. Les cellules des tissus y sont mal nourries, l'échange des liquides interstitiels s'y fait mal et le tissu ne reçoit pas assez de sang.

Le travail corporel, par le mouvement, réveille tranquillement la région atteinte, la fait bouger, la fait respirer et favorise ainsi une meilleure circulation sanguine, une meilleure circulation énergétique, créant par le fait même des fissures dans la cuirasse. La région travaillée cherche alors à s'ouvrir. Les régions où l'énergie circule mieux deviennent plus mobiles et provoquent un mouvement de vie dans les cuirasses. Ce mouvement de vie n'est pas toujours apprécié car il se manifeste parfois par des réactions relativement désagréables. Ainsi, un mouvement d'étirement des bras amènera de la douleur dans la cage thoracique ou entre les omoplates. Un mouvement d'étirement des jambes occasionnera des tremblements dans les cuisses, une rotation du bassin produira une sensation de chaleur dans le bas du dos. Cesréactions sont positives: elles révèlent que l'organisme retrouve la vie. Une réaction peut parfois se manifester en deux temps: ainsi une période de travail peut s'accompagner de sensations agréables qui deviendront douloureuses deux jours plus tard. Ce sont des choses que je ne cesse d'observer chez mes clients. La cuirasse se fissure, s'ouvre et se referme, ce qui est très normal; le corps utilise des mécanismes de défense en dehors de la volonté de l'individu. Le corps fait le travail sans attendre la permission de son "propriétaire". Il peut arriver qu'on désire arrêter le processus; on en a assez des réactions désagréables qui se manifestent dans une partie du corps; mais le corps, lui, poursuit le travail et l'énergie fait son chemin dans la cuirasse. C'est là que l'individu apprend qu'il ne peut pas tout contrôler avec sa tête et qu'il doit accepter ce qui est, accepter son corps en action ou en réaction.

Il arrive que la cuirasse se reforme brutalement, avant de se réouvrir définitivement. J'appelle cela le retour en force de la cuirasse. C'est une étape qui donne lieu à des réactions frappantes. L'individu va très bien, il a complètement oublié ses douleurs, qui subitement réapparaissent. Il a alors le sentiment de régresser. La région qui s'était ouverte cherche à se refermer complètement. C'est le dernier combat des résistances. La région en question se contracte une dernière fois pour finalement céder au bien-être. Puis le bien-être s'installe, mais la zone va demeurer un point sensible du corps, un point plus fragile où les déséquilibres se manifesteront les premiers.

A chacune des régions cuirassées est associée une structure affective et mentale qui avait aidé la cuirasse à se construire; c'est elle qui se révèle à la conscience par le biais d'images, de flashes et parfois même de rêves. La rééquilibration touche aussi cette structure et provoque une transformation de la personnalité. Cela peut être insécurisant ou merveilleux, tout dépend de la relation que l'on a avec soi et de son évolution personnelle; tout dépend aussi de sa confiance en la vie. Il est évident que ce

190

processus de nettoyage peut effrayer quelqu'un qui s'identifie totalement à son histoire: on a parfois peur de ne plus se reconnaître.

Qui suis-je sans ma vieille peau?
Qui suis-je sans mes douleurs?
Qui suis-je sans ma vieille colère refoulée?
Qui suis-je sans ma tristesse chronique?

Pourtant le corps ne fait qu'émerger à la vie. Il sait où il va. Il sait comment se guérir, et si on lui en donne la chance, il va de lui-même s'orienter, faire remonter à la surface les sensations affectives et mentales qui en limitaient le fonctionnement. S'il découvre la respiration, il va tenter de la retrouver. On oublie souvent combien le corps est vivant, et comment, à l'image de la vie, il progresse.

Parfois, un guide ou un thérapeute s'avère nécessaire; il peut faciliter le travail et aider la personne à faire le passage de sa vieille peau à sa nouvelle peau. Il pourra favoriser la prise de conscience des pensées profondes et leur "mise en circulation" en créant un climat qui va aider la personne à prendre conscience de sa propre individualité, sans culpabilité, afin qu'elle puisse cesser de s'identifier aux pensées profondes qu'elle entretenait depuis si longtemps. Pour avoir lui-même vécu ce genre de passage, le thérapeute pourra avoir la compassion et l'empathie nécessaires au client. Il saura reconnaître les signes avant-coureurs de la transformation et amener son client à exprimer les émotions qu'il ressent peut-être plus ou moins clairement. Il pourra aider la personne à découvrir qu'il y a plus en elle que ce à quoi elle s'était jusqu'alors identifiée et l'amener à prendre conscience de son essence et à laisser s'exprimer sa nature profonde.

LA TRANSFORMATION

Une fois la rééquilibration bien entamée s'installe, petit à petit, la transformation. C'est une étape extraordinaire. L'individu a pris conscience de son corps et de son histoire ainsi que des attitudes mentales à l'origine de ses blocages corporels. Sa personnalité se modifie peu à peu, à mesure que le corps change. Il commence à avoir un sens de ce qu'est sa nature profonde à travers ce corps dont il a repris possession. On entend alors des phrases telles que: "Je ne me reconnais plus (ceci dit avec joie, car l'insécurité est du passé), l'autre jour j'ai réagi de telle façon; d'habitude mon comportement était... et je me suis surprise moi-même à..." ou encore: "J'ai pris conscience que je ne voulais plus adopter telle attitude et je ne le fais plus" ou encore: "Ma tête veut encore mais mon corps, lui, ne veut plus se faire violence, il me dit c'est assez." Toutes ces phrases sont pour moi le signe que la transformation est bien engagée. Le corps commence à fonctionner selon sa propre intelligence. Il sait ce qui est bon pour lui-même. Le corps montre le chemin du bien-être. On est alors comme un enfant qui découvre quelque chose de nouveau. On se sent mieux et on a envie de le communiquer à la Terre entière. On vit des moments de jubilation, d'euphorie, d'extase. C'est souvent la rencontre avec son être profond, comme cela ne s'était peut-être jamais produit. Certains comparent ce moment à l'enfance, mais en ajoutant: "c'est encore mieux parce que j'en suis maintenant plus conscient."

La transformation ne se fait pas du tout au tout. Il reste et il restera toujours une tendance à utiliser les patterns et les attitudes auxquels on a eu recours depuis toujours. Il ne peut pas en être autrement; on retourne vers ce que l'on connaît. Mais on a commencé à expérimenter de nouvelles voies, de nouvelles façons, qui peu à peu vont s'imposer; le corps a en effet commencé à recréer une nouvelle mémoire, un nouveau sens de son identité, une nouvelle connaissance de soi, qui donnent à l'individu un nouveau pôle, de nouvelles possibilités, de nouveaux choix.

L'ATTENTE

Puis, après l'euphorie et la découverte de sa vraie nature, viennent l'attente et l'ennui. La transformation s'est installée mais n'est pas encore intégrée. L'ennui provient du fait que l'individu ne peut plus agir selon ses vieux patterns, il est maintenant trop conscient, il sait que s'il agit ainsi il va se faire mal, mal dans son âme, mal dans son corps, mal dans son Être. Il se connaît maintenant trop bien. Avant, il avait mal, mais au moins il ne s'ennuyait pas, quelque chose le distrayait. Il pouvait passer des heures à se plaindre, à parler contre un autre, à rechigner contre son job; maintenant il n'en a même plus le goût, il a dépassé ce stade. Il sait qu'il a le choix d'être bien, il connaît les outils dont il dispose pour cultiver ce bien-être, mais il éprouve en même temps une espèce de léthargie. Il est dans l'entre-deux et il s'ennuie profondément avec lui-même. Il a peut-être oublié la raison pour laquelle il existait antérieurement et n'a pas encore découvert la nouvelle. Dans l'euphorie de l'étape précédente il s'est identifié à son thérapeute, il a voulu sauver le monde, parce que c'est ce qu'il faisait avec lui-même. Maintenant, il se rend compte que là n'est peut-être pas son désir. Il ne connaît pas encore vraiment les états qui vont de pair avec sa "nouvelle personne", il ne sait pas encore précisément comment ceux-ci s'actualiseront. Il veut retourner à sa vieille peau, sans le désirer vraiment. Il s'en est sorti mais se demande: "Maintenant que je suis bien c'est seulement ça?"

Où est l'excitation maintenant? Où est l'intensité de la transformation, de la découverte? Ses valeurs ne sont plus les mêmes. Avant, il aimait, par exemple, "prendre un coup", mais maintenant cela ne lui dit plus rien. C'est le temps du "Où vais-je? Qui suis-je? Qui suis-je vraiment?" Souvent, durant cette étape, peuvent monter des désirs inconscients de mort, de mort psychologique, mort définitive à ce que l'individu était auparavant. Cette phase se termine par une réelle renaissance, un choix définitif, un "oui" sans équivoque à son Être, à sa vraie nature, à de nouveaux choix de vie et d'orientation intérieure.

La phase d'ennui en est une de spiritualité; elle n'est pas facile à vivre. Il faut souvent lâcher prise, laisser aller beaucoup d'illusions que l'on entretenait à propos de soi, de sa vie et des autres; il faut alors tourner le dos à tout un conditionnement social, familial et personnel. C'est le retour à soi. La seule façon de passer à travers cette phase est de vivre cet ennui à fond. À mes clients qui traversent cette étape et qui me racontent leur ennui, je dis: "Bien, ennuyez-vous, permettez-vous de vous ennuyer." Je sais, pour l'avoir vécu, que ce n'est pas facile. De cette étape, va pourtant surgir quelque chose de très fort, de très puissant et aussi de très important. Il s'agit d'attendre et de rester en contact avec soi et avec son ennui; l'évolution vers l'être nouveau va apparaître d'elle-même, sans que cela se manifeste nécessairement beaucoup à l'extérieur. Mais c'est pourtant toute la personne qui a changé et ses choix ne reposent plus sur des sentiments d'euphorie passagère mais sur une transformation de son Être global.

L'INTÉGRATION

L'intégration, c'est la rencontre avec son Être, avec son individualité propre. C'est l'intégration de la transformation vécue jour après jour. L'ennui est oublié. Le passage de la vieille peau à la nouvelle est terminé. L'Être s'est manifesté et se manifestera de plus en plus. Ce sont les retrouvailles avec sa nature profonde, libérée en majeure partie de toute intoxication mentale et émotive, et dépouillée de tout artifice. L'individu s'est retrouvé, il le sent et il le sait. Il est prêt à faire ce qu'il faut pour ne plus se perdre de vue. Il reconnaît sa responsabilité vis-à-vis de lui-même, vis-à-vis de son corps, de ses émotions, de son esprit, de son être. Il a les outils pour croître, il les connaît, il se connaît, c'est à lui de faire le travail. Sa transformation, il la vit tous les jours et il l'intègre aussi tous les jours. Il ne subit plus. Il vit. Il continuera toujours à découvrir de quoi il est fait, tout en gardant un sens profond de ce qu'il est. Il s'organisera pour entretenir la relation avec son Être et pour garder le contact. Il a trouvé sa raison d'être et d'exister. Il a retrouvé son individualité propre et il reconnaît qu'il est la source de son existence. Il reconnaît son lien avec l'univers, avec le tout et il se recrée quotidiennement.

J'ignore s'il y a ensuite d'autres étapes; s'il y en a, je ne les connais pas car je suis à intégrer tout ce que je connais de moi.

LES CONDITIONS DE LA GUÉRISON

L'auteur du livre *La volonté de guérir*, Norman Cousins, a vécu un cheminement dans lequel je ne peux que me reconnaître. C'est ce qui m'apparaissait à nouveau alors que je revoyais ce film dans lequel il raconte l'histoire de sa guérison. Norman Cousins est venu à bout d'une maladie très grave. Les médias nous ont rapporté qu'il s'était guéri par le rire. C'est une façon simpliste de résumer son histoire. Non, M. Cousins ne s'est pas seulement guéri par le rire. Il a utilisé différents outils, dont des films comiques. Mais c'est avant tout lui, l'homme derrière ces outils, qui s'est guéri. Je reconnaissais dans son histoire des éléments qui ont contribué à sa guérison et qui ont aussi aidé la mienne. Toute maladie a une composante psycho-somatique. La maladie physique est la composante "visible" d'un déséquilibre intérieur. Bien sûr, la maladie résulte de plusieurs facteurs. Chacun a son hérédité, son condition-nement, ses forces, ses fragilités, ses ignorances, et des moments plus difficiles à passer. La maladie survient lors-qu'une brèche se crée dans l'équilibre établi, à cause par exemple d'une suite d'évènements troublants, d'une situa-tion qui crée trop de pression intérieure... C'est à ce mo-ment que le système ou la région plus fragile du corps flanche... et on se retrouve alors affligé de diabète, d'hy-pertension, de cancer, d'arthrite...

Pour certains, la maladie est le début de la mort, ils s'écroulent sous le poids du diagnostic, ils démissionnent. D'autres la nient et continuent tant qu'ils le peuvent à fonctionner comme si elle n'existait pas. Retrouver la santé implique cependant, d'abord et avant tout, la reconnais-sance de la maladie. Ce n'est pas toujours facile. Il faut pourtant accepter de dire "Oui, je suis malade". C'est là la première étape d'un processus de réappropriation de soi.

La connaissance de ce qui se passe en soi et des mécanismes de la maladie deviennent ensuite des outils indispensables à la bonne marche du processus de guérison. Il est en effet nécessaire pour guérir de connaître la nature de son mal. Cette connaissance permet alors de comprendre ce qui se passe dans son corps, et fournit un outil grâce auquel on peut orienter certains de ses efforts de guérison. Les Simonton, célèbres cancérologues, insistent plus particulièrement sur ce point: ils ont développé une approche de visualisation qui fait intervenir la connaissance précise des mécanismes de la maladie. Ces exercices de visualisation font aussi partie de mon approche: je demande en effet à mes clients malades de se représenter ce qui se passe dans leur corps, le comment de la maladie, et d'y ajouter ensuite l'action des traitements entrepris. Les recherches faites sur la visualisation semblent indiquer qu'elle contribue à mobiliser le pouvoir de guérison de la personne malade. En plus de cet aspect pratique, la connaissance de sa maladie représente une façon de prendre possession de soi-même; regarder la réalité en face est un premier pas vers la prise en charge, dans laquelle on cesse d'être une victime passive.

Il est tout aussi important de reconnaître comment on a participé à sa maladie, et de voir comment elle nous sert. Ce n'est qu'à travers cette prise de conscience qu'un individu peut décider de s'en sortir ou non. C'est souvent une pierre d'achoppement dans la guérison. Certaines personnes peuvent trouver ce postulat culpabilisant. Elles oublient que cette participation est souvent inconsciente et qu'on se rend malade généralement malgré soi. Pourtant, admettre sa participation à sa maladie c'est aussi reconnaître qu'on a eu le pouvoir de se détruire et qu'on a probablement celui de se reconstruire. Reconnaître sa responsabilité, c'est se donner du pouvoir, et donc commencer à rejeter le rôle de victime passive. Il reste alors à choisir.

J'ai été fascinée de reconnaître ce cheminement chez Norman Cousins. Au début, avant qu'il ne soit fixé sur la nature exacte de sa maladie, il refusait son état, il refusait même d'admettre qu'il avait mal. Ce n'est qu'une fois cloué sur son lit d'hôpital qu'il s'est intéressé à la nature de son mal. Une fois le diagnostic établi, il s'est mis à faire des recherches sur sa maladie, à lire, à tenter de comprendre ce qui se passait en lui. Il a fait des liens avec des états intérieurs, des attitudes qui étaient siens avant que la maladie ne se déclare. Il a regardé la vie qu'il menait depuis quelques années. Il a réalisé comment il avait participé inconsciemment à son état. Une scène du film nous montre Cousins en compagnie de son médecin. Il vient de réaliser comment il a contribué à sa maladie et commence à entrevoir le nouveau pouvoir qu'il tire de cette reconnaissance. Il exprime à son médecin son choix, se guérir. Devant l'ébahissement de ce dernier, il lui cite une phrase d'Albert Schweitzer, qui avait été particulièrement marquante pour lui; Schweitzer lui avait dit:"La maladie ne reste pas avec moi longtemps car je suis un hôte trop inhospitalier. Chaque patient renferme un médecin à l'intérieur de lui et les médecins sont à leur meilleur lorsqu'ils donnent une chance de travailler au docteur qui réside dans chacun de leur patient."

Et Norman Cousins de continuer:
– Si les émotions négatives peuvent produire des changements chimiques négatifs dans le corps, pourquoi les émotions positives ne pourraient-elles pas produire des changements physiologiques positifs? Est-il possible que l'amour, l'espoir, la foi, le rire, la confiance, le désir de vivre aient des effets thérapeutiques chez l'individu?

Son médecin lui répond:
– Norman, il n'y a rien de nouveau là-dedans, chaque médecin sait que l'attitude de son patient a une influence certaine sur sa guérison.

Norman Cousins:
– Alors, je veux changer mon traitement, je veux commencer à prendre une plus grande responsabilité sur moi-même, je veux faire partie de l'action et je ne veux pas

le faire seul. Je veux qu'un bon médecin comme toi me supervise, je veux que tu deviennes mon partenaire.

Et c'est ainsi qu'a commencé sa démarche de guérison.

Se guérir est un contrat exigeant. On ne s'y engage pas à la légère. Il faut beaucoup de désir pour s'y investir. Mais j'ai observé souvent, chez moi-même et chez beaucoup d'autres personnes, que le désir de s'en sortir se manifeste, de façon inexplicable, alors qu'on va très mal. Il semble surgir des profondeurs de l'être, et c'est à lui qu'il faut faire référence dans les moments difficiles... car il y en a.

Cependant, après avoir choisi de se prendre en charge et trouvé en soi la force intérieure, où se dirige-t-on? Il existe, bien sûr, plusieurs façons de se guérir, plusieurs approches valables. Je considère cependant qu'il y a un certain nombre d'éléments essentiels à respecter, quelque soit la voie que l'on choisisse. Il faut d'abord pouvoir compter sur quelques personnes-ressources. Qui sont-elles? Idéalement le médecin traitant, les thérapeutes, les consultants, le ou la partenaire, la famille et les amis. Il est important, lorsqu'on veut se guérir, d'être entouré de gens qui sauront nous aider et nous supporter, qui croiront en nous et qui, finalement, seront prêts à contribuer à notre plan de guérison. Ces personnes sauront peut-être nous aimer, nous écouter, nous donner un peu de chaleur humaine, par leur affection, par leur présence physique, et sauront nous toucher physiquement, émotivement. Ou bien elles nous accompagneront dans nos activités, nous aideront dans nos recherches, contribueront financièrement à notre quête. Mais la responsabilité de guérir nous revient, à nous seul. C'est ici que l'établissement d'un plan de santé, d'un plan de guérison devient un outil indispensable.

Le plan de santé devra tenir compte et s'adresser autant à l'énergie physique qu'à l'énergie psychique. Le plan de santé est là en effet pour aider à mobiliser et faciliter l'équilibration des énergies. Il est utile aussi pour aider l'individu à développer l'autodiscipline nécessaire à la guérison. Une discipline qui saura respecter le plaisir mais une discipline quand même. Les éléments qui suivent peuvent composer un plan de santé:

– une alimentation saine,
– l'exercice physique,
– des loisirs créatifs,
– les psycho-techniques, telles la méditation, la relaxation, la visualisation, l'anti-gymnastique, etc.,
– une réflexion sur sa raison d'être et ses buts,
– des moments de rencontre, soit avec des amis, soit avec des aides professionnels.

Je suggère habituellement aux gens qui viennent me voir de choisir trois de ces éléments et d'y apporter une attention particulière, pendant deux, quatre, six mois, jusqu'à ce que ceux-ci fassent partie intégrante du quotidien. J'ai souvent observé que les gens malades vivent un déséquilibre au niveau de leurs activités. Ils consacrent trop de temps à leur travail sans prendre le temps de se distraire, trop de temps à leur famille sans s'accorder de moments de solitude, ou encore trop de temps à l'introspection, en oubliant de vivre, simplement. Le plan de santé contribue par sa polyvalence à maintenir l'équilibre nécessaire à la santé. Il peut aussi fournir des indices sur la nature de son état intérieur: j'ai en effet observé qu'une baisse d'énergie psychique se manifeste souvent par une tendance à négliger le plan. C'est facile à reconnaître, et d'une certaine façon, facile à corriger.

Un autre facteur essentiel à la guérison est le "regard intérieur". Pour en arriver à se sortir de la maladie et retrouver la santé, il faut regarder de quoi on est fait, qui on est vraiment. Tout comme on a regardé en face sa réalité physique, on devra jeter ce même regard franc sur sa réalité intérieure. Il sera nécessaire de se poser des questions et de chercher à identifier les attitudes qui ont contribué et qui contribuent encore à cet état de "non santé". Il est évident que ce regard intérieur ne peut être jeté si la personne est dans un état critique. Il faut une certaine dose d'énergie physique et psychique pour commencer à regarder sa réalité en face; c'est pourquoi un guide est souvent nécessaire dans cette rencontre avec soi-même. C'est la démarche décrite antérieurement et les diverses étapes de la guérison qu'il faudra alors traverser.

Il n'y a pas que la maladie qui peut nous montrer le chemin du mieux-être. On peut être en santé et vouloir se rencontrer. On peut se sentir bien dans son corps et vouloir encore plus le connaître. On peut être bien avec soi et aller encore plus à la découverte de qui on est à l'aide des outils mentionnés tout au long de ce livre. Eh oui, on peut être bien et avoir son plan de santé. Il n'y a pas de fin à la rencontre de soi, c'est ce qui rend le cheminement d'une vie le plus beau voyage que l'on puisse faire, car toutes les merveilles et les beautés qui existent sur la Terre ne sont qu'une infime partie de notre beauté intérieure.

RÉFÉRENCES

(1) BERTHERAT, Thérèse, Le corps a ses raisons, Paris,
Seuil, 1976.

(2) MURPHY, Joseph, La puissance de votre subconscient,
Montréal, Éditions du Jour, 1973.

(3) ROLF, Ida, "Rolfing, the integration of human
structures.", New York, Harper & Row Publishers, 1977.

ROLF, Ida, "About rolfing and physical reality.", New
York, Harper & Row Publishers, 1978.

(4) REICH, Wilhelm, L'Analyse caractérielle, Paris, Petite
Bibliothèque Payot, no 289, 1971.

BIBLIOGRAPHIE

ALEXANDER, Gerda, *Guérir par son image*, Paris, Tchou, 1977

BENSON, Herbert, *The mind/body effect*, New York, A Berkley Book, 1980

BERTHERAT, Thérèse, *Le courrier du corps,* Paris Seuil, 1980

BERTHERAT, Thérèse, *Les saisons du corps*, Paris, Seuil, 1985

BRIEGHEL, Muller, *Eutonie et relaxation*, Lausanne, Paris, Delachaux et Niestlé, 1979

CARTER, Mary Ellen et Mc GAREY, William A., *Edgar Cayce on healing*, New York, Warner Books, 1972

COUSINS, Norman, *La volonté de guérir*, Paris, Editions du Seuil, Points,1980

COUSINS, Norman, *Human options*, New York, W.W. Norton & Company, 1981

DOLTO, Boris, *Le corps entre les mains*, Paris, Herman, 1979

DROPSY, Jacques, *Vivre dans son corps*, Paris, EPI, 1973

EHRENFRIED, Dr. L., *De l'Éducation du corps à l'équilibre de l'esprit*, Montaigne et Paris, Aubier, 1956

FELDENKRAIS, Moshé, *La conscience du corps*, Paris, Marabout, no 211, 1971

FELDENKRAIS, Moshé, *Le cas Doris*, Paris, Hachette, 1978

FONTAINE, Janine, *Médecin des trois corps*, Paris, Ed Robert Laffont, 1980

FONTAINE, Janine, *La médecine du corps énergétique*, Paris, Ed. Robert Laffont, 1983

FREDERICK, Carl, *EST, Playing the game. The new way*, New York, Delacorte Press, 1974

GAWAIN, Shakti, *Techniques de visualisation créatrice*, Genève, Editions Soleil, 1978

GENDLIN, Eugène, *Au centre de soi*, Montréal, Le Jour, 1982

HAYNAL, A. et PASINI, W., *Abrégé de médecine psychosomatique*, Paris, Masson, 1978

HUTSCHNECKER, Arnold A., *The will to live*, New York, Simon & Schuster, 1983

JAFFE, Denis, *La guérison est en soi*, Paris, Éditions Robert Laffont, Collection Réponses-Santé, 1981

JOHNSON, Don, *Le rolfing*, Paris, Retz,1981

JOHNSON, Don, *The protean body*, New York, Harper & Row Publishers, 1977

KURTZ, Ron et PRESTERA, Hector, *Ce que le corps révèle*, Paris, Le Hameau, 1983

LABORIT, Henri, *L'inhibition de l'action*, Paris, Masson et PUM, 1979

LEONARD, Jim et LAUT, Phil, *Rebirthing, the science of enjoying all of your life* Hollywood, California, Trinity Publications, 1983

LESHA, Lawrence, *Vous pouvez lutter pour votre vie*, Paris, Editions Robert Laffont, 1982

LEVADOUX, Dominique, *Re-Naître, Une autre manière de vivre*, Paris, Ed. Stock, 1979

LOWEN, Alexander, *Lecture et langage du corps*, Ottawa, Les Éditions Saint-Yves Inc., 1977

LOWEN, Alexander, *Le corps bafoué, / Le plaisir, / La dépression nerveuse et le corps, / La bioénergie*, Montréal, Tchou et France-Amérique, 1985

MUKTANANDA, Swami, *Where are you going?*, New York, Édité par Sally Kempton, 1982

MUKTANANDA, Swami, *Le mystère de l'esprit*, Evry, France, Editions de la Maisnie, 1983

OYLE, Irving, *Guérir par l'esprit*, Paris, Retz, 1979

PELLETIER, Kenneth R., *Le pouvoir de se guérir ou de s'autodétruire*, Montréal, Québec/Amérique, 1984

REILLY, Harold et HAGY BROD, Ruth, *The Edgar Cayce hand book for health through drugless therapy*, New York, Jove Publi-cations Inc., 1975

ROBERTS, Jane, *The nature of personal reality*, New York, Bantam Books, 1974

SAMUELS, M et BENNETT, H., *Je suis bien dans ma peau,* Montréal, Sélect, 1978

SAMUELS, Mike et Nancy, *Seeing with the mind's eye* , A random House Book, 1975

SIMONTON, Stéphanie M., *The healing family,* New York, Bantam Books, 1984

SIMONTON, Carl et Stéphanie, *Guérir envers et contre tout,* Paris, EPI, 1983

SIRIM, *Alors survient la maladie,* Montréal, Empirika/Boréal Express, 1983

VERNY, Thomas et KELLY, John, *The secret life of the unborn child,* New York, Summit Books, 1981

TOMATIS, Alfred, *L'oreille et la vie,* Paris, Éditions Robert Laffont, Coll. Réponses-Santé, 1977

TABLE DES MATIÈRES

*Lithographié au Canada
sur les presses de
Métropole Litho Inc.*